科学降糖

唐 明◎著

汕頭大學出版社

图书在版编目（CIP）数据

科学降糖 / 唐明著. -- 汕头 ：汕头大学出版社，
2025. 6. -- ISBN 978-7-5658-5606-8

Ⅰ . R587.1

中国国家版本馆 CIP 数据核字第 2025KC9286 号

科学降糖

KEXUE JIANGTANG

著　　者：唐　明
责任编辑：汪艳蕾
责任技编：黄东生
封面设计：寒　露
出版发行：汕头大学出版社
　　　　　广东省汕头市大学路 243 号汕头大学校园内　　邮政编码：515063
电　　话：0754-82904613
印　　刷：定州启航印刷有限公司
开　　本：710 mm×1000 mm　1/16
印　　张：12.5
字　　数：200 千字
版　　次：2025 年 6 月第 1 版
印　　次：2025 年 6 月第 1 次印刷
定　　价：98.00 元
ISBN 978-7-5658-5606-8

前言
PREFACE

常感到莫名的疲惫。

伤口愈合速度变慢了。

皮肤时不时瘙痒难耐。

视力不如从前那般清晰了。

如果你有过这些情况，那可要警惕糖尿病这个"隐形杀手"了。

糖尿病，已不再是一个陌生的医学名词，而是一种我们身边较常见的慢性疾病。也许你会觉得它离自己还很远，但实际上，不良的生活习惯、长期的压力、不合理的饮食结构等，都可能让糖尿病找上你。我国糖尿病患者数量已较庞大，且有向年轻化发展的趋势。因此，了解糖尿病，科学做好预防与应对，已成为一件刻不容缓的事。

《科学降糖》这本书就像一位贴心的健康顾问，以问答形式，用通俗易懂、贴近生活的语言，为读者解答了关于糖尿病的种种疑惑。从糖尿病是什么、为什么会发生，到患病后有哪些症状表现；从如何诊断、怎样治疗，到日常该如何预防与护理，所有你想知道的问题，都能在这本书中找到答案。

通过阅读这本书，你会了解到吃对控制血糖有多么重要，哪些食物是升糖"高手"，哪些又是降糖"小能手"；运动不仅仅可以塑造身材，更是稳定血糖的有力武器；药物治疗也并非千篇一律，不同类型的糖尿病、不同的个体情况，用药都有讲究。糖尿病

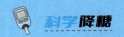

并非只血糖高那么简单，它还可能引发各种并发症，甚至累及身体各个器官，而提前知晓如何预防这些并发症，就能更好地守护自己的健康。这本书还为糖尿病高风险人群提供了贴心的指导，助他们在抗糖的道路上少走弯路。

糖尿病不仅需要科学的诊治，更需要患者坚持不懈地细心自治。无论是糖尿病患者本身，还是患者的家人、朋友，抑或是想要了解糖尿病以做好预防的健康达人，本书都将成为你得力的助手，助你在与糖尿病的斗争中转败为胜。

目录 CONTENTS

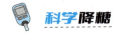 科学降糖

06　药物降糖，该出手时就出手 ·········· 119

07　血糖失控，并发症真要命 ············ 145

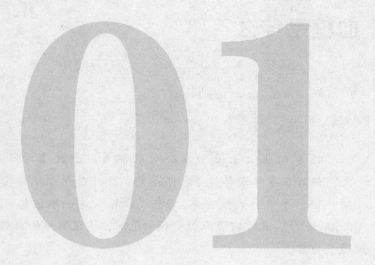

这个"杀手"有点儿甜

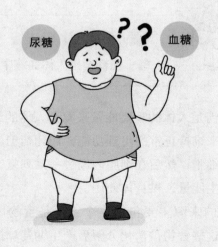

血糖是什么?

45岁的张女士是一家公司的职员,平时生活节奏快,压力大,但好在身体还算健康。不承想,今年公司组织体检后,她竟收到一份出乎意料的报告单,"空腹血糖"这一项被标记为偏高,达6.8mmol/L,属于空腹血糖受损的范围,这说明她的血糖代谢已经出现了异常。

张女士回想近一年来自己确实出现了一些不适,如经常觉得口渴,吃多了甜食还会感到疲惫,但这些轻微的不适并没有引起她的重视。现在,她开始担心了:"血糖怎么就高了?我会不会得糖尿病?"

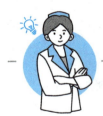

快问快答

问　血糖是什么?

答:血糖是指人体血液中所含葡萄糖的浓度。

葡萄糖是人体的重要能量来源,人体的细胞(如脑细胞、肌肉细胞等)都需要能量来维持正常的生理功能,而葡萄糖就像燃料一样,通过血液循环被输送到各个细胞,然后在细胞内经过一系列复杂的化学反应(如糖酵解、有氧氧化等)产生能量,供身体使用。

血糖的来源主要包括三个:一是食物中的碳水化合物,如米饭、面包、土豆等,这些食物被消化分解后产生葡萄糖进入血液;二是肝脏中储存的糖原分解产生葡萄糖,当人体在空腹时,血糖水平下降,肝脏中的糖原就会分解为葡萄糖释放到血液中；三是糖异生，即人体在长时间饥饿状态下，就会将一些非糖物质（氨基酸、甘油等）合成葡萄糖，以维持血糖稳定。

因此，正常情况下，人体的血糖是可以自行维持稳定水平的。一般空腹血糖正常范围为 3.9 ～ 6.1mmol/L，当两次检测空腹血糖均高于 7.0mmol/L 时，可诊断为糖尿病。像张女士的空腹血糖介于 6.1 ～ 7.0mmol/L，属于空腹血糖受损，说明血糖代谢出现了异常，但还没达到糖尿病的诊断标准。

糖尿病的诊断标准

诊断标准	静脉血浆葡萄糖或HbA₁c水平
典型糖尿病症状（三多一少①）	—
伴随随机血糖	≥11.1mmol/L
或伴随空腹血糖	≥7.0mmol/L
或伴随OGTT2h血糖	≥11.1mmol/L
或伴随HbA₁c	≥6.5%

①多饮、多尿、多食、体重明显减少。

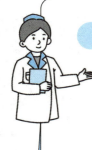

知识拓展

餐后血糖监测指标

餐后血糖指标也很重要，能反映胰岛素功能，发现糖耐量异常情况，评估饮食对血糖的影响，等等。餐后血糖主要包括餐后 1 小时血糖和餐后 2 小时血糖。餐后 1 小时血糖一般在 6.7 ～ 9.4mmol/L，最高不超过 11.1mmol/L。餐后 2 小时血糖正常应小于 7.8mmol/L。如果餐后 2 小时血糖在 7.8 ～ 11.1mmol/L，则属于糖耐量异常；若餐后 2 小时血糖 ≥ 11.1mmol/L，同时伴有糖尿病症状，则很可能是糖尿病。

血糖为什么会升高？

看着报告单，张女士百思不得其解。于是，她开始仔细回顾自己的日常。她想到自己工作忙时常忘记喝水，有时大半天都喝不上一口水，难道是身体长期缺水影响了代谢？加之工作时间大多是坐在电脑前，运动时间少，难道是缺乏运动导致身体机能下降，进而影响了血糖？但周围很多同事也是这样的工作状态，也没听说他们的血糖高啊。熬夜时，她经常给自己点一杯咖啡，难道是长期熬夜打乱了身体的生物钟，干扰了内分泌系统对血糖的调节？

张女士越想越困惑，自己一直是这样生活的，为什么以前血糖很正常，现在突然就高了？

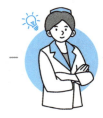

快问快答

问 **血糖为什么会升高？**

答：血糖升高是多种因素共同作用的结果。

1. 饮食因素

高碳水化合物饮食是血糖升高的常见因素。蛋糕、糖果等大量含糖的食物进入人体后会迅速分解为葡萄糖，血糖就会在短时间内大幅升高。过量食用米饭、面食等碳水，也会导致血糖升高。因为碳水的主要成分是淀粉，淀粉属于多糖，可以被直接吸收进入血液。

2. 自身的代谢因素

胰岛素是调节血糖的关键激素。当人体的胰岛素分泌不足或者出现胰岛素受体抵抗时，血糖就会升高。胰岛素就像一把能够帮助葡萄糖进入细胞的钥匙。如果身体对胰岛素产生抵抗，就好比给细胞上了锁，钥匙（胰岛素）就不能正常打开这把锁，葡萄糖就不能顺利进入细胞进行代谢，只能堆积在血液中，导致血糖升高。像张女士这样出现空腹血糖受损的情况，可能就是胰岛素的调节功能出现了一些小问题。

3.其他因素

压力大、紧张、焦虑也会造成血糖升高。张女士工作压力大、生活节奏快，身体在长期的压力状态下会分泌肾上腺素、糖皮质激素等。这些激素会拮抗胰岛素的作用，使血糖升高。而且，压力还可能影响人的饮食习惯和生活规律，间接导致血糖升高，如压力大时会更倾向于吃一些高糖、高脂肪的食物来缓解情绪。

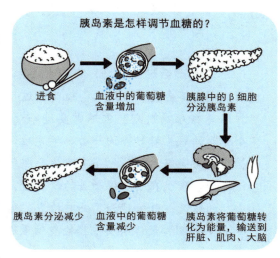

胰岛素是怎样调节血糖的？

进食 → 血液中的葡萄糖含量增加 → 胰腺中的β细胞分泌胰岛素

胰岛素分泌减少 ← 血液中的葡萄糖含量减少 ← 胰岛素将葡萄糖转化为能量，输送到肝脏、肌肉、大脑

知识拓展

胰岛素是哪里分泌的？

胰岛素是一种蛋白质激素，主要是由胰岛 β 细胞分泌的。胰岛是胰腺的内分泌部分，胰腺除了有内分泌功能，还有外分泌功能。胰腺就像一个混合工厂，外分泌部分主要分泌胰液，胰液通过胰管进入十二指肠，帮助消化食物中的蛋白质、脂肪和碳水化合物等。内分泌部分就是胰岛。胰岛包含多种细胞，其中 β 细胞是分泌胰岛素的关键细胞。当血糖升高或者受到其他刺激（如某些神经信号、胃肠道激素等）时，胰岛 β 细胞会感知到这些信号，然后开始合成并分泌胰岛素。

怎样判定糖尿病前期?

张女士越想越困惑，内心也越来越担忧，如果是胰岛素出了问题，那会不会是不可逆的。她听说过"糖尿病前期"这个词，她这种算不算糖尿病前期? 需不需要进一步做检查? 思来想去，她决定找个专业的医生好好咨询一番，毕竟她还不想让自己的健康状况因为血糖问题而亮起红灯，她还有家庭要照顾，还有许多未完成的工作和生活计划。医生在了解张女士的情况后，又仔细询问她是否有"三多一少"的情况，并给她开了一些检查，除空腹血糖外，又给她加了一项OGTT 检测，最终需要依据检查结果进行判断。

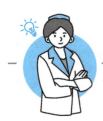

快问快答

问 怎样判定糖尿病前期? OGTT 是什么?

答: 糖尿病前期通常指的是血糖水平高于正常范围但尚未达到糖尿病诊断标准的阶段。

OGTT，即口服葡萄糖耐量试验（oral glucose tolerance test）

通常，糖尿病前期的诊断需要通过医生进行血糖测试和评估，包括两种情况: 空腹血糖受损和糖耐量受损。

1. 空腹血糖受损: 空腹血糖在 6.1 ～ 6.9mmol/L，但未达到糖尿病的诊断标准。

2. 糖耐量受损: 在 OGTT 中，血糖在餐后 2 小时处于 7.8 ～ 11.0mmol/L，

但同样未达到糖尿病的诊断标准。

OGTT 主要是通过空腹口服葡萄糖来观察血糖的变化曲线，从而检测人体对葡萄糖的耐受能力。正常情况下，空腹血糖在 3.9 ～ 6.1mmol/L，口服葡萄糖后 0.5 ～ 1 小时血糖会迅速上升到 7.8 ～ 9.0mmol/L，最高不超过 11.1mmol/L，随后血糖会逐渐下降，2 小时后血糖应小于 7.8mmol/L，3 小时后血糖基本恢复到空腹水平。

当然，并不是所有怀疑糖尿病的患者都必须做 OGTT，一般有典型糖尿病症状的，并且随机血糖 ≥ 11.1mmol/L，或者空腹血糖 ≥ 7.0mmol/L 的患者，基本就可以诊断糖尿病了。像张女士这样，空腹血糖在 6.1 ～ 7.0mmol/L（空腹血糖受损），没有典型的糖尿病症状，只是血糖略微偏高时，就可以做 OGTT 来判断是否为糖耐量异常。

OGTT 也是妊娠糖尿病筛查的重要手段。孕妇在妊娠 24 ～ 28 周通常需要进行 OGTT，以检测是否患有妊娠糖尿病。

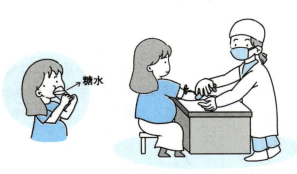

知识拓展

OGTT 的操作过程

被检测者在空腹状态下（8 ～ 10 小时不能进食）口服含有 75g 无水葡萄糖（儿童按每千克体重 1.75g 计算，总量不超过 75g）的溶液，然后在服糖后的 0.5 小时、1 小时、2 小时、3 小时分别采血检测血糖水平。

糖尿病前期可以逆转吗？

很快，张女士拿到了 OGTT 的结果。正如医生所担心的，OGTT 显示她的餐后血糖也存在异常，空腹血糖 6.8mmol/L，服糖 2 小时后血糖为 9.5mmol/L（正常服糖后 2 小时的血糖应小于 7.8mmol/L），符合糖尿病前期中糖耐量异常的表现，进一步证实了她处于糖尿病前期的诊断结论。

这个结果让张女士的心情瞬间沉重起来，她不知道糖尿病前期意味着什么，是像自己想象的那样，已经踏上通往糖尿病的不归路，还是有机会扭转局面呢？这时，医生看着检查结果长叹一口气，张女士立刻用焦急的目光看向医生，等待医生答疑解惑。

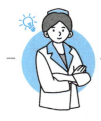

快问快答

问 糖尿病前期真的可以逆转吗？

答：糖尿病前期虽然是个预警信号，但并不意味着就一定会发展成糖尿病。只要积极干预，是有很大机会逆转病情的。

糖尿病前期说明患者空腹血糖发生了受损现象，糖耐量也出现异常，这说明机体对葡萄糖的调节能力受损，但都没有达到糖尿病的判定指标，那么只要及时干预是可以逆转病情的。尤其通过生活方式的干预，可以明显降低糖尿病前期发展为糖尿病的风险。

那么，怎样干预呢？减少高糖、高脂肪、高盐食物的摄入，增加蔬菜、水果、全谷物以及优质蛋白质的摄取量,遵循少食多餐的原则,控制每餐的分量。

同时,开始有计划地运动,每周至少进行 150 分钟中等强度的有氧运动,如快走、慢跑、游泳等,也可以适当增加一些力量训练,如使用哑铃进行简单的手臂力量练习。

如果患者有高血脂、高尿酸血症等其他代谢疾病,要积极治疗,也能有效降低发展为糖尿病的风险。

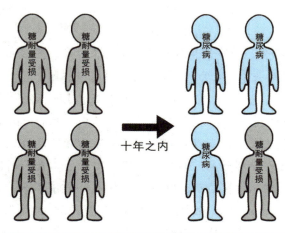

十年之内

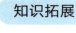

HbA₁c 是什么?

HbA_{1c},即糖化血红蛋白(glycosylated hemoglobin)。它是血液中葡萄糖与红细胞内的血红蛋白结合的产物,这种结合是不可逆的。HbA_{1c} 的含量能够反映过去 2～3 个月的平均血糖水平。血糖越高,血红蛋白被糖基化的程度就越高,HbA_{1c} 的水平也就越高。

HbA_{1c} 与其他指标不同,它提供的是相对长期、稳定的血糖监测指标,对评估糖尿病患者的血糖控制情况、调整治疗方案以及预测糖尿病慢性并发症的发生风险等方面都具有非常重要的意义。

为什么空腹血糖正常，餐后却异常高？

　　赵先生40岁，是一名销售经理，平时工作忙，经常在外应酬。最近，他有了饭后头晕、乏力的毛病，于是在年度体检中格外关注血糖问题，结果他的空腹血糖为5.5mmol/L，处于正常范围，他便没有多想。

　　随后在一次家庭聚会中，一位患有糖尿病的叔叔与大家分享患病经历，提到即便是空腹血糖正常，也不排除患糖尿病的风险，因为很多人的血糖会在餐后升高。赵强听到了心里，第二天来到医院，要求做餐后血糖检测。结果显示，他餐后2小时血糖高达13.0mmol/L，远超正常上限7.8mmol/L。他拿着报告满脸困惑地问医生："医生，我空腹血糖挺正常的，怎么餐后血糖这么高呢？这到底是怎么回事啊？"

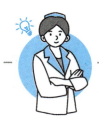

快问快答

问 为什么会出现空腹血糖正常，餐后却异常高的现象呢？

答：这种情况多发生在隐匿性高血糖人群身上。

　　隐匿性高血糖人群是指那些平时没有典型糖尿病症状，空腹血糖也处于正常范围，但实际上存在血糖异常升高情况的人群。他们的高血糖状态往往不容易被察觉，就像隐藏起来了一样，所以被称为隐匿性高血糖人群。

　　隐匿性高血糖人群的血糖异常主要体现为餐后血糖升高。例如，在OGTT中，会发现他们在服糖后2小时，血糖高于正常值（7.8mmol/L），达到7.8～11.1mmol/L（糖耐量异常），甚至超过11.1mmol/L。或者HbA_{1c}检测结果也高于正常范围（一般＜5.7%），这说明在过去2～3个月内，患者平均血糖水平偏高。

隐匿性高血糖的特点就在于它的隐匿性,这类人群如果长期不被发现,不进行干预,就会逐渐发展为糖尿病。其实,血糖出现异常升高,就说明身体已经在承受高血糖带来的危害了,如血管内皮细胞受损,患动脉粥样硬化和心血管疾病的风险上升,还会对神经、肾脏等器官造成慢性损害,增加微血管病变的发生概率,如糖尿病神经病变、糖尿病肾病等。

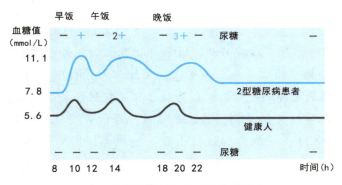

2型糖尿病患者餐后血糖波动
与健康人的比较

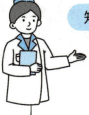

知识拓展

隐匿性高血糖人群

肥胖人群是隐匿性高血糖的高发人群之一。肥胖人群由于体内堆积过多脂肪,导致脂肪细胞分泌异常,干扰胰岛素的正常分泌,造成餐后血糖升高。

有糖尿病家族史的人群也容易患隐匿性高血糖。家族基因的影响使这类人对血糖的调节能力本身就较弱,容易出现餐后血糖异常的情况。

老年人由于身体代谢功能衰退,胰岛素分泌也会出现障碍,再加上老年人的症状不典型,容易出现血糖升高却很难发现的情况。

什么是 1 型糖尿病？

8 岁的阳阳原本活泼好动，近来却状况频出，如经常嚷着口渴，晚上睡不安稳，经常尿床。课堂上，他经常无精打采、注意力不集中，父母得到老师的反馈后，认为孩子只是贪玩累着了，未加重视。直至阳阳在学校突然晕倒，被紧急送医。经检查发现，阳阳的血糖高达 25mmol/L，尿酮体阳性，已酮症酸中毒。医生仔细询问了阳阳父母最近孩子是否有异常症状，如口渴、多饮、多尿等，并告知他们，孩子极可能患有 1 型糖尿病。由于孩子体内胰岛素缺失，葡萄糖不能进入细胞而积于血液致血糖升高，身体分解脂肪产生酮体，引发危险。

阳阳父母懊悔万分，对自己的无知深恶痛绝，现在只能多多了解糖尿病知识，并在医生的指导下照顾好孩子。此次经历让全家铭记 1 型糖尿病的危害，深知孩子健康异常绝不容小觑。

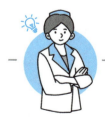

快问快答

问 那么，究竟什么是 1 型糖尿病？

答：1 型糖尿病，旧称胰岛素依赖型糖尿病。

糖尿病分为 1 型糖尿病、2 型糖尿病、妊娠糖尿病等。1 型糖尿病多发生在儿童和青少年中，但其他年龄阶段也偶有发生。其发病是胰腺的胰岛 β 细胞被免疫系统错误地攻击和破坏，导致胰腺无法产生足够的胰岛素。这也就是说，1 型糖尿病患者自身几乎不能分泌胰岛素，通常需要依赖外源性胰岛素注射来维持血糖水平。就像案例中的阳阳,虽然只是个8岁的孩子,但如果突然出现多饮、多食、多尿、体重明显减轻等典型糖尿病症状,那么家长就应该重视起来,及时带孩子检查,以免贻误病情。

　　1型糖尿病通常发病年龄较小,起病更是来势汹汹,患者可能在数周或数月内就会出现明显的糖尿病症状,所以,家长一定要时刻关注孩子的健康状况,早发现问题才能早干预、早治疗。

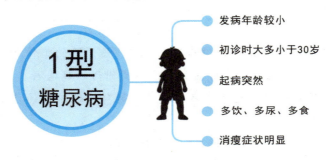

1型糖尿病
- 发病年龄较小
- 初诊时大多小于30岁
- 起病突然
- 多饮、多尿、多食
- 消瘦症状明显

知识拓展

C肽检测

　　C肽是由胰岛β细胞分泌的一种物质,胰岛素原可以分解成一个分子的胰岛素和一个分子的C肽。C肽一般不容易被分解,所以临床上可以通过测定C肽的含量来测定胰岛素的含量,从而评估胰岛β细胞的功能。一般来说,新诊断的1型糖尿病患者,空腹C肽可能接近零,受葡萄糖刺激后,也没有明显的增加,这说明胰岛β细胞功能已经严重受损。

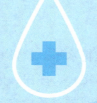

甜食吃多了就会得 2 型糖尿病吗？

　　35 岁的林小姐是一位烘焙杂志主编，她每天的工作就是参加各种新品发布会，品尝各种精致的糕点，喝甜甜的鸡尾酒。工作之余，林小姐也喜欢四处探店寻找各地美食。她对自己这样的"甜蜜"生活相当满意。

　　然而，最近林小姐发现自己的皮肤变差了，频繁冒痘。她以为是工作压力大、内分泌失调导致的，就去美容院做了几次护理，并没有重视这个情况。但紧接着，她感觉自己不太能穿高跟鞋了，每次穿鞋，双脚就会有隐隐的刺痛感，就像有无数根针在扎她一样，时间长了，双脚会感到麻木。不过，她以为是鞋跟太高的原因，仍没太在意。

　　直到年度体检报告摆在她面前，她才知道自己患上了 2 型糖尿病。惊讶之余，林小姐仔细想了想，家里人并没有糖尿病史，难道就因为自己爱吃甜食？她怎么也没想到，自己肆意享受的"甜蜜"生活，竟然让她患上了 2 型糖尿病。

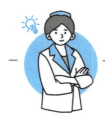

快问快答

问　什么是2型糖尿病？甜食吃多了，就会得2型糖尿病吗？

答：2 型糖尿病是由胰岛素分泌不足或胰岛素抵抗导致血糖水平增高的一种慢性病。

　　2 型糖尿病是常见的糖尿病类型，在糖尿病患者中占 90% ～ 95%。它与胰岛素抵抗和胰岛素分泌不足均有关系。一开始，身体细胞只是对胰岛素的敏感性降低，从而产生胰岛素抵抗，胰腺会代偿性地分泌更多胰岛素以维持血糖正常。但这种代偿性分泌会加速胰腺 β 细胞功能的衰退，使它不能分泌足够的胰岛素，最终导致血糖失控。2 型糖尿病多见于中老年人，尤其是有肥胖、糖尿病家族史、缺乏运动、高热量饮食等危险因素的人群。

甜食吃多了并不一定会直接得糖尿病，但会增加患糖尿病的风险。

甜食通常含有大量的添加糖，如蔗糖、果糖等，这些糖进入人体后会迅速被吸收并转化为能量。如果摄入的甜食过多，身体又无法及时消耗多余的能量，热量就会在体内堆积，造成肥胖。肥胖是 2 型糖尿病的重要危险因素之一，因为脂肪组织会分泌多种生物活性物质，如游离脂肪酸、炎症因子等，这些物质会干扰胰岛素的正常功能，使身体细胞对胰岛素产生抵抗，这时，胰岛 β 细胞为了维持血糖正常会代偿性地过度分泌胰岛素，直到胰岛 β 细胞功能衰退，导致患糖尿病。

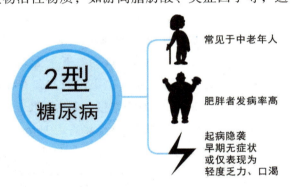

常见于中老年人

肥胖者发病率高

起病隐袭
早期无症状
或仅表现为
轻度乏力、口渴

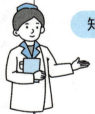

知识拓展

BMI 与血糖逆转

BMI 即身体质量指数，计算公式为 BMI= 体重（kg）÷ 身高（m）的平方。BMI 是目前国际上常用的衡量人体胖瘦程度以及是否健康的一个标准。

BMI 的正常范围在 18.5 ～ 23.9，正常的 BMI 值有助于保持血糖的稳定。对于超重或肥胖的 2 型糖尿病患者来说，降低 BMI 是改善血糖的关键。一般而言，体重减轻 5% ～ 10% 就能显著改善血糖代谢。

为什么经常低血糖却得了糖尿病？

38岁的办公室职员小张，一直以高强度的工作节奏奔波着。他的饮食极不规律，常常为了赶业务错过正餐，饿极了就用巧克力、糖果等甜食充饥。

近段时间，小张频繁地出现低血糖症状，如心慌、手抖、冒冷汗，吃点东西尤其是吃点甜食后，症状就会缓解。他以为只是工作劳累加上饮食不规律导致的，并未太在意。

就这样半年过去了，小张依然容易低血糖。正巧，客户送给他一张体检卡，小张便趁周末做了体检。几天后，体检报告出来了，让他震惊的是，小张的空腹血糖竟然高达9.0mmol/L，几乎可以确诊糖尿病了。

小张认为一定是体检报告出现了什么差错，否则一个经常低血糖的人怎么会得糖尿病呢！带着这样的疑问，小张去医院做了正规检测，发现他餐后血糖明显升高，正是2型糖尿病的典型表现。

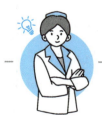

快问快答

问 经常低血糖的人也会得糖尿病吗？

答：会的。

在2型糖尿病的早期，患者身体往往存在胰岛素抵抗的情况。这意味着身体细胞对胰岛素的敏感性降低了，为了维持血糖的正常水平，胰岛β细胞会代偿性地分泌更多胰岛素。这种情况下，就可能会出现胰岛素分泌高峰延迟。

这是什么意思呢？也就是说，一个人在正常进食后，为了将血糖控制在合理范围，胰岛素就会迅速分泌，在餐后 1 ～ 2 个小时达到高峰。但在早期 2 型糖尿病患者中，胰岛素分泌高峰可能会延迟到餐后 3 ～ 4 个小时甚至更晚。事实上，当血糖水平已经开始下降时，过多的胰岛素才开始发挥作用，导致血糖过度降低，出现低血糖症状。

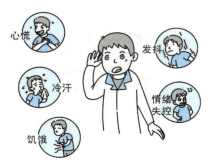

所以，经常低血糖的人并不意味着不会得糖尿病，某些低血糖情况可能是糖尿病前期或者其他血糖调节异常的一个信号。如果经常出现低血糖症状，就应该及时就医检查，以便明确原因并采取适当的措施。

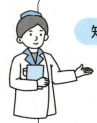

知识拓展

糖尿病的四大类型

1 型糖尿病

1 型糖尿病虽各年龄段都有发生，但多发于儿童，发病原因至今不明。1 型糖尿病患者占糖尿病患者总数的 5% ～ 10%。

2 型糖尿病

2 型糖尿病较为常见，有较为明显的遗传倾向，占糖尿病患者总数的 90% 左右。多发于中老年人，但近年年轻化趋势明显。

妊娠糖尿病

妊娠过程中出现不同程度的糖耐量异常，大部分患者在分娩后会恢复正常，但也有妊娠糖尿病患者在分娩后转为 2 型糖尿病。

特殊类型糖尿病

由明确的病因引起的糖尿病，如胰腺疾病造成胰岛素无法合成，内分泌异常导致抗胰岛素分泌过多，一些遗传疾病以及药物引起的糖尿病。

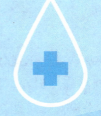

父母都有糖尿病，会遗传给子女吗？

　　自从确诊2型糖尿病后，小张就很焦虑。因为他想到早逝的父母正是在他这个年纪查出了糖尿病，随后各种并发症接踵而至，早早便离世了。

　　小张不禁满心忧虑："我的糖尿病难道是遗传自父母？难道我也会像他们一样，被这可恶的疾病早早夺去生命？"这种恐惧如影随形，让他食不知味、夜不能寐。他开始在网上疯狂搜索关于糖尿病遗传的信息，然而海量的信息真假难辨，反而让他更加迷茫和惶恐。有的说糖尿病就是遗传性疾病，而且发病越早，寿命越短；有的说糖尿病虽然有遗传性，但并不是绝对遗传的。

　　网上信息繁杂，小张在苦恼了很久后，终于在复查时鼓起勇气向医生倾诉了自己的担忧。

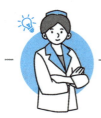

快问快答

问 **如果父母都患有糖尿病，一定会遗传给子女吗？**

答：糖尿病有一定的遗传性，但不是绝对的。

　　糖尿病是一种具有遗传易感性的疾病，尤其是2型糖尿病，遗传因素起到很大的作用。如果父母双方都患有2型糖尿病，子女遗传到糖尿病相关基因的可能性就会增加。因为来自父母的这些基因可能会影响身体对胰岛素的敏感性、胰岛β细胞的功能等多个与血糖调节相关的环节。例如，某些基因变异会导致身体更容易出现胰岛素抵抗，使得细胞对胰岛素的反应性降低，血糖难以被正常利用，从而增加患糖尿病的风险。

　　1型糖尿病也受遗传因素的影响，表现为遗传因素可能会使个体的免疫系统更容易出现异常，从而错误攻击胰岛 β 细胞，不过还需要环境因素等多种因素的触发才可能发病。

　　这说明，环境因素在糖尿病的发病中也起着重要作用。不良的生活方式往往是诱发糖尿病的重要因素，如长期食用高热量、高脂肪、高糖食物，加上缺乏运动，都会导致胰岛功能下降，增加血糖升高的风险。反之，即便有遗传因素的存在，但只要合理饮食、适量运动、控制体重等，就可以在很大程度上降低患糖尿病的风险。

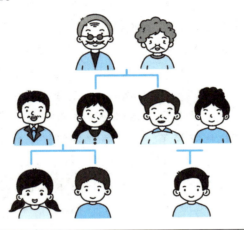

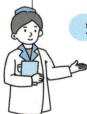

知识拓展

向心性肥胖

　　向心性肥胖，也称腹型肥胖，主要是指脂肪在腹部周围和腹腔内过度积聚的一种肥胖类型。腰围是判断是否为向心性肥胖的指标。不同的国家和地区对向心性肥胖的腰围界定标准略有差异。在中国，一般男性成年人腰围大于或等于 90 厘米，女性成年人腰围大于或等于 85 厘米，就可以判定为向心性肥胖。

尿糖阳性就是糖尿病吗？

　　25岁的健身爱好者小林，一直严格管理自己的身体健康。他每天都坚持高强度的健身训练，为了增强免疫力和促进身体恢复，他养成了每日服用维生素C的习惯。

　　最近，小林不幸患上了严重的支气管炎，咳嗽得很厉害，但他仍然坚持去健身房。健身结束后，咳嗽越发厉害，他便服用了大量的止咳糖浆来缓解症状，为了加速身体恢复，又多服用了几粒维生素C。

　　当天晚上，小林就觉得头晕眼花，去医院挂了急诊，结果发现尿糖阳性。这可把他吓坏了，自己年纪轻轻，平时健身和饮食也都很规律，怎么会突然尿糖阳性呢？难道是得了糖尿病吗？

　　于是，小林又检查了空腹血糖值，显示正常，这究竟是怎么一回事呢？

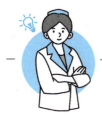

快问快答

问　为什么尿糖会呈阳性，尿糖阳性就是得了糖尿病吗？

答：导致尿糖阳性有多种可能，并不一定是得了糖尿病。

　　正常情况下，血糖经过肾小球滤过进入肾小管后，肾小管会将葡萄糖重新吸收回血液中。肾糖阈是指尿中开始出现葡萄糖时的最低血糖浓度，一般为10mmol/L。当身体出现一些生理变化时，就会出现肾糖阈下降的情况，如妊娠期的妇女，因体内激素变化，加上胎盘分泌的一些激素会提高肾小球的过滤率，就会降低肾小管对葡萄糖的重吸收能力。所以，即使空腹血糖正常，也会出现尿糖阳性的情况。

　　另外，一些药物或化学物质也会影响尿糖检测结果，出现假阳性。比如服用过量的维生素 C，维生素 C 在尿液中的含量过高的话，就会干扰检测结果。止咳糖浆中也含有较多的糖分，在服用后短时间内进行尿糖检测，也可能会出现阳性结果。

　　剧烈运动、严重的精神创伤等应激反应都会导致身体分泌一些升糖激素，如糖皮质激素、肾上腺素等，这些激素也可以让血糖在短时间内升高，从而出现短暂的尿糖现象，但随着应激反应的消失，血糖会很快恢复正常。

　　所以，尿糖阳性只是一个提示信号，需要结合患者的病史、症状、血糖检测等其他检查结果来综合判断是否患有糖尿病。

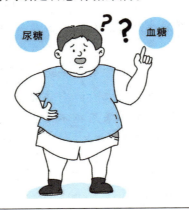

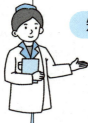

知识拓展

遗传性肾性糖尿病

　　遗传性肾性糖尿病是指在血糖浓度正常或低于正常肾糖阈的情况下，由于近端肾小管重吸收葡萄糖功能降低所引起的糖尿疾病。这是一种罕见的肾小管功能障碍性遗传病。患者肾小管对葡萄糖的重吸收能力先天性缺陷，导致肾糖阈降低，从而出现空腹血糖正常但尿糖阳性的情况。

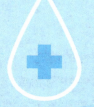

糖尿病的典型症状
有哪些?

小林急忙拿着检查报告咨询医生。医生在详细了解情况后,笑着解释道:"你这次尿糖阳性很可能是药物和补充剂干扰所致。服用的维生素 C 以及止咳糖浆中的糖分,在体内代谢后进入尿液,它们会与尿糖检测试剂发生反应,从而导致检测结果阳性,但实际上你的血糖是正常的。"

小林这才恍然大悟,心中的石头终于落了地,庆幸虚惊一场的同时,也深刻意识到自己的无知。小林原本以为糖尿病就是尿液中糖分高,原来并不是。可如果尿糖不是糖尿病患者的典型症状,那么糖尿病的典型症状都有哪些呢?

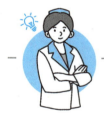

快问快答

问 糖尿病的典型症状都有哪些呢?

答:糖尿病的典型症状可简单归结为"三多一少"。

糖尿病患者血液中葡萄糖浓度过高,导致血液渗透压升高,从而刺激下丘脑的渗透压感受器,让人体产生极度口渴的感觉,所以糖尿病在中医学中又叫"消渴症"。身体为了调节渗透压平衡,会频频发出信号让人大量饮水,所以糖尿病患者会出现多饮的症状。

糖尿病患者因为胰岛素缺乏或者胰岛素抵抗,细胞不能有效地摄取和利用葡萄糖来提供能量,于是身体总是处于"饥饿"状态,所以糖尿病患者慢慢就会出现多食的症状。

当血糖水平超过肾糖阈时，经肾小球滤过的葡萄糖不能被肾小管完全重吸收，多余的葡萄糖会留在肾小管的原尿中，使得原尿中的渗透压升高。根据渗透压原理，肾小管对水的重吸收就会减少，从而导致尿量增多。

如果身体不能有效利用葡萄糖，就会开始分解脂肪和蛋白质来提供能量。脂肪和蛋白质的分解代谢会导致体重减少，且这种体重减少通常是在没有其他明显外因（如节食、增加运动量等）的情况下发生的。

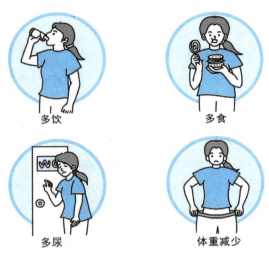

多饮　　　　　　　　　　　多食

多尿　　　　　　　　　　　体重减少

知识拓展

糖尿病高危人群

目前血糖正常，但仍然有很大风险会得糖尿病的人群就是糖尿病高危人群。这类人包括有家族遗传倾向的人，肥胖人群，缺乏运动的人，45 岁以上的中老年人，长期摄入高糖、高脂肪、高盐食物及常喝碳酸饮料的人，有妊娠糖尿病病史的女性，患有高血压和高血脂的人，患有自身免疫性疾病的人，等等。

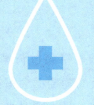

为什么"糖友"多是
肚子胖、小细腿儿?

爱健身的小林在经历尿糖阳性的一场虚惊后,越发喜欢探究健康知识。他记忆中祖父非常喜欢打篮球,体格一向健硕。但得了糖尿病后,祖父的身形发生了明显改变,肚子鼓了起来,腿却越来越细。以前,他只是认为祖父衰老了,但现在他发现身边的糖尿病患者似乎都有这样的通病,都是肚子胖、小细腿儿。这是为什么?一向追求线条美的小林百思不得其解。难道是糖尿病改变了身体的某种代谢机制?还是患病后运动方式受限,体内激素失衡导致的?抑或是单纯因为饮食结构发生了改变?

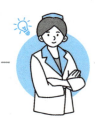

快问快答

问 为什么糖尿病患者大多肚子胖、小细腿儿?

答:这是脂肪代谢发生改变的结果。

胰岛素抵抗是 2 型糖尿病的成因。当身体产生胰岛素抵抗时,胰岛素不能有效地促进葡萄糖进入细胞,还会使脂肪代谢发生改变。内脏脂肪细胞对胰岛素抵抗尤其敏感,一旦胰岛素发生抵抗,身体便优先将脂肪存储在内脏周围,形成向心性肥胖(即大肚子)。但内脏脂肪越厚,就越会分泌多种脂肪因子和炎症因子,从而进一步加重胰岛素抵抗,形成恶性循环。慢慢地,糖尿病患者的肚子就越来越大了。

随着血糖升高,身体的代谢就会紊乱。一方面,高血糖会影响肌肉的正常代谢和营养物质的摄取，导致肌肉萎缩。肌肉萎缩导致患者经常感到无力，从而减少运动，长期不运动导致肌肉得不到有效锻炼，肌肉便会逐渐减少，腿自然越来越细。

糖尿病本就会影响体内的激素水平，一些患者会出现皮质醇水平相对升高的情况，皮质醇能促进脂肪的分解和重新分布，在高皮质醇水平的影响下，机体更倾向于将四肢分解的脂肪转移到腹部进行存储，从而导致腹部脂肪增多，腿部变细。

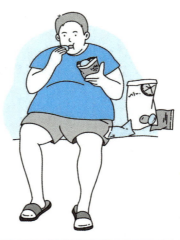

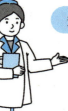

知识拓展

代谢综合征

代谢综合征通常是由不良生活方式引起的，是包括肥胖（尤其是腹部肥胖）、血糖异常（如空腹血糖受损或糖尿病）、血压升高、血脂紊乱等在内的一组复杂的代谢紊乱症候群。它们往往相互影响，进一步加剧患心血管疾病和 2 型糖尿病的风险。

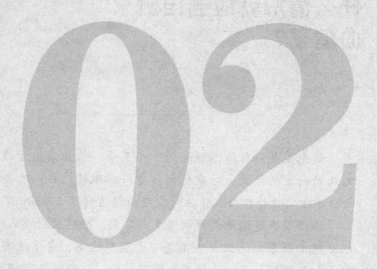

02

自测血糖，早防早控是关键

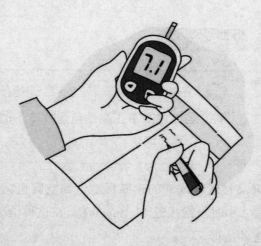

什么情况就应当自测血糖了？

　　赵先生是一位体态臃肿的中年男子。长期高热量的饮食和几乎无运动的生活方式，导致他的体重一路飙升。在一次公司组织的例行体检中，体检报告显示他的空腹血糖达到了 6.8mmol/L。

　　体检报告建议他最好调整生活方式，随时监测自己的血糖情况，以防患上糖尿病。但赵先生想自己能吃能喝，身体没有不适，不过就是血糖高了一点，没什么大问题。所以，他既没有调整生活方式，也没有自我监测血糖。几个月后，赵先生发现自己经常口渴难耐，起夜也多了起来，还总是感到饿，吃得也多了，但体重却不升反降。这时，他才意识到身体出现了问题，急忙去医院检查。结果，赵先生被确诊为 2 型糖尿病。他懊悔不已，可此时也只能接受现实，于是他开始了漫长而艰难的糖尿病治疗之路。

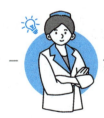

快问快答

问　一般在什么情况下，就应当进行有规律的自测血糖了？

答：当血糖高于正常值且居高不下时，就应该有规律地自测血糖了。

　　如果血糖升高接近糖尿病的诊断标准，如空腹血糖多次测量在 7.0mmol/L 左右，或者餐后 2 小时血糖接近 11.1mmol/L，在这种情况下，短期内频繁自测血糖是比较明智的选择。

　　这时进行血糖自测，不仅有助于确定血糖是否真正达到了糖尿病的诊断标准，还有助于观察血糖的波动情况。通过自测血糖，可以详细记录不同时间点（如空腹、三餐后 2 小时、睡前等）的血糖值，为医生的诊断提供更准确的依据。如果后续经过进一步检查确诊为糖尿病，那么之前的血糖自测记录也有助于制订初始的治疗方案。

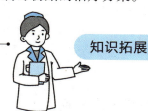

知识拓展

糖尿病自我问诊表

1. 年龄是否在 40 岁及以上？是□　否□

2. 直系亲属（父母、兄弟姐妹）中是否有人患糖尿病？是□　否□

3. 是否超重或肥胖（男性腰围≥ 90 厘米，女性腰围≥ 85 厘米）？是□　否□

4. 平时的运动量是否极少，一周运动天数不足 3 天，每次运动时间少于 30 分钟？是□　否□

5. 是否经常食用高糖、高脂肪、高盐食物（如油炸食品、甜品、腌渍肉类等）？是□　否□

6. 近期是否时常感觉口渴，饮水量较以往明显增多？是□　否□

7. 是否频繁出现饥饿感，刚吃完饭不久就又想吃东西？是□　否□

8. 是否存在多尿现象，近期排尿次数及尿量远超平常？是□　否□

9. 近期体重有无不明原因的下降，在未刻意节食、增加运动量的情况下，3 个月内体重下降超 5 斤？是□　否□

10. 是否感觉视力有所下降，且眼部无明显外伤或感染？是□　否□

11. 皮肤是否莫名瘙痒，尤其四肢、腰背处，且外用止痒药膏效果不佳？是□　否□

12. 脚部是否常有麻木、刺痛感，走路时感觉异样，经常崴脚？是□　否□

13. 身体疲惫感是否加重，即便休息充足也觉得乏力？是□　否□

14. 受伤后伤口愈合速度是否明显变慢？是□　否□

15. 尿液是否有甜味？是□　否□

16. 妊娠期是否血糖升高？（女性必答）是□　否□

注：若勾选"是"的问题达到 3 项，可自行监测血糖；5 项及以上，建议及时就医，做进一步的糖尿病相关检查。

* 温馨提示：此表仅供初步自我排查参考，不能替代专业的医疗诊断。

自测血糖需要监测哪些指标？

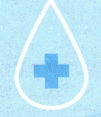

　　赵先生在确诊 2 型糖尿病后，医生反复叮嘱他要在家中做好血糖监测，这对控制病情至关重要。赵先生谨遵医嘱，每天晨起后第一件事就是监测空腹血糖，并将血糖仪上的数值记录下来。

　　监测下来，赵先生发现他的空腹血糖数值一直稳定，于是对克服糖尿病越来越有信心。然而，当他按照约定去医院复查时，却发现糖化血红蛋白指标还是不理想。赵先生满心疑惑，说出了自己的困惑：自己在饮食上已经控制了，而且自测的空腹血糖也很稳定，为什么在医院测的结果却完全不一样？难道是他测错了吗？

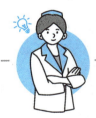

快问快答

问 一般自测血糖需要监测哪些指标？

答：需监测空腹血糖、餐后 2 小时血糖、睡前血糖。

　　由于血糖受饮食、运动等诸多因素的影响，波动频繁，因此需要按照医生的指导，监测空腹血糖、餐后 2 小时血糖和睡前血糖。

　　1. 空腹血糖

　　空腹血糖指在隔夜空腹（8 ～ 10 个小时未进食）后所测量的血糖值。它反映的是基础胰岛素的分泌功能，正常范围一般在 3.9 ～ 6.1mmol/L。空腹血糖如果持续升高，可能提示基础胰岛素分泌。

　　2. 餐后 2 小时血糖

　　餐后 2 小时血糖是指从吃第一口饭开始计时，2 小时后所测量的血糖值。

它反映的是胰岛 β 细胞的储备功能和进食后血糖的控制情况。正常范围一般小于 7.8mmol/L。餐后血糖可以帮助患者了解食物对血糖的影响，从而调整饮食结构和进餐量。

3. 睡前血糖

睡前血糖是指在晚上睡觉前测量的血糖值。正常范围在 4.4 ～ 7.8mmol/L。对于使用胰岛素或者口服降糖药（尤其是磺酰脲类）治疗的患者，监测睡前血糖非常重要，可以有效预防夜间低血糖的发生。

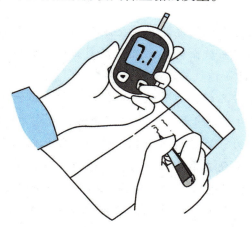

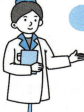

知识拓展

黎明现象

有的糖尿病患者夜间血糖控制良好，但会在清晨出现自发性血糖升高的现象，这就是"黎明现象"。黎明时分，人体会分泌激素使血糖升高，健康人可以相应地分泌胰岛素来维持血糖平衡，但糖尿病患者却不行，于是就会出现黎明现象。

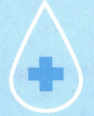

怎样选择家用血糖仪？

　　赵先生明白了，监测血糖绝非只测空腹血糖就行。在医生的建议下，赵先生决定购买一款血糖仪来长期监测血糖，但当他去医疗器械店看到五花八门的血糖仪后，顿时傻眼了。

　　柜台上摆满了各种品牌、型号的血糖仪，宣传标语一个比一个诱人，有的血糖仪主打超小采血量，号称"微痛采血"，这对惧怕扎针的他来说极具吸引力；可旁边另一款又强调超强记忆功能，能存储近百次测量数据，方便查看血糖走势，似乎也不可或缺；功能多的血糖仪的确很先进，还能将数据同步到手机上，但价格也不便宜；价格亲民的血糖仪操作简单，但又怕准确性不够……赵先生不知道该怎么选择了。

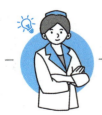

快问快答

问　**面对琳琅满目的医疗产品，该怎样选择一款家用血糖仪呢？**

　　答：选择血糖仪主要有三看：一看准确性；二看试纸质量；三看操作是否简单。

　　1. 准确性

　　看血糖仪是否符合国际标准 ISO 15197—2013 或国内标准 GB/T 19634—2021，而且在购买前，可以拿血糖仪检测的结果与医院检测的结果对比，误差越小说明其准确性越高。

2. 试纸质量

试纸是影响血糖仪准确性的重要因素之一，应选择与血糖仪配套的正规试纸，并注意试纸是否被妥善保存，有无受潮、过期或受到污染等情况。另外，试纸需要长期使用，患者在确保试纸质量无误的基础上，可根据自己的经济状况和使用频率选择合适的血糖仪和试纸。

3. 操作是否简单

血糖仪操作是否简单往往决定着患者能否将自测血糖这件事长久坚持下去。因此，患者有必要选择那些操作简单、上手容易、采血量少、读数快速的血糖仪。

另外，如果患者还有预算，可以在此基础上考虑具有记忆功能、数据传输与分析功能的血糖仪。

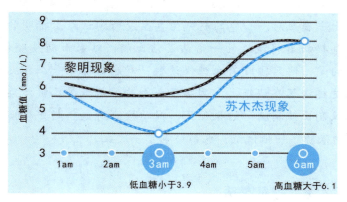

知识拓展

苏木杰现象

苏木杰现象是指糖尿病患者夜间低血糖，早餐前高血糖的现象。这个名字是以它的发现者 Michael Somogyi 的名字（取音译）命名的。如果发现夜间血糖先降低，随后又升高，尤其是当血糖升高之前有低血糖症状（如心慌、出汗、手抖等），就可能是"苏木杰现象"。

自测血糖时，怎样正确采血？

　　赵先生在专业人士的指导下，终于买到一款适合自己的血糖仪。回到家后，顾不上喝口水，就急匆匆拆开血糖仪包装，要试一下新仪器。他只大致扫了一眼仪器和试纸，就以为自己掌握了使用方法。于是，洗手后便抽出一张试纸放在桌子上，抬手就准备采血。

　　挤出一滴血后，心急的赵先生甚至没留意试纸上标明的吸血位置，就直接斜着将试纸的一角沾了沾血滴，结果血滴没顺畅吸入。更糟糕的是，他只顾盯着血糖仪读数，却忘了擦干手，指尖残留的水珠就这样滴落在试纸上，洇湿了一大片。试纸早已被污染，紧接着血糖仪发出"滴滴"的报警声，提示检测有误。赵先生懊恼了一番，白白浪费了一张试纸，也白白采了一次血。

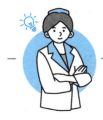

快问快答

问　那么，在家中用血糖仪自测时，该怎样正确采血呢？

　　答：应当仔细阅读说明书，按照以下步骤熟练采血。

　　1. 检查血糖仪能否正常工作。

　　2. 检查试纸是否匹配，是否过期和变质，是否受到污染。

　　3. 做好酒精消毒，待酒精挥发完后，一般选择手指尖两侧，根据皮肤厚度和疼痛耐受程度，调整采血针刺深度，然后进行穿刺采血（不要在手指有伤口、炎症、茧子或肿胀的地方采血）。

　　4. 将试纸吸血端靠近血滴，让血液自然吸入试纸，只有试纸出现红色的填满标志或听到提示音，表示血液采集量足够，才可以停止吸血，以免测量不准确或血糖仪无法正常读取数据。

1　清洗双手并晾干

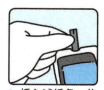

2　插入试纸条，仪器自动开机

3　采血器扎手指尖

4　将血样轻触进血端口

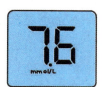

5　5秒后显示血糖结果

知识拓展

可以扎脚趾采血吗？

一般来说，指尖血糖变化快，能更好地反映血糖水平。有些血糖仪增加了采血的灵活性，支持手掌、前臂等部位采血，但均不支持足部采血。因为糖尿病足是较常见的糖尿病并发症，因此应给予足部更好的保护，以降低创伤感染的风险。

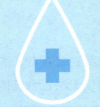

自测血糖，需要一天测几次？

　　赵先生自从学会正确操作血糖仪后，就一发不可收地沉浸在测量血糖的快乐中。一天时间，赵先生不但饭前测、饭后测，运动前后也要测一测，睡前还要测上一回，有时半夜莫名惊醒，觉得心慌，也要扎一针看一看是否低血糖了。时间长了，频繁测血糖似乎成了他的心理负担，生怕血糖突然"失控"。

　　更要命的是，他的手指可是遭了罪，由于测量太过频繁，十个手指尖无一幸免，被扎得生疼，再加上精神过于紧张，一点点的血糖波动就让他感到焦虑。血糖稍高，就自行加大药量；数值低了，又赶紧加餐。赵先生的日常作息就这样被打乱了，夜间睡不好，白天没精神，工作也频频出错。越是这样，血糖似乎越跟他作对似的，波动越大，真是苦不堪言。

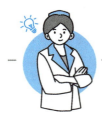

快问快答

问　**自测血糖，需要一天测几次？**

答：自测血糖的次数要根据具体情况而定。

1. 一天监测 2～3 次，每周监测 2～3 天

　　如果血糖控制得较为稳定，那么患者可选择一周监测 2～3 天即可，每天只需测量空腹血糖和餐后 2 小时血糖。通过这两个时间点的血糖监测，可以基本了解血糖的大致情况，确保血糖不出现较大波动。患者也可以根据自己的生活交替选择不同的时间点进行测量。

2. 一天监测 4～7 次血糖

如果血糖控制得不佳，如空腹血糖经常高于 7mmol/L 或者餐后 2 小时血糖高于 10mmol/L，以及不能了解自己全天内的血糖变化，或者更换药物、调整胰岛素剂量的患者，需要增加监测次数，每天需要监测 4～7 次。这时，除空腹血糖和餐后 2 小时血糖外，还要测量三餐前血糖、睡前血糖，必要时还要测量凌晨 3 点左右的血糖。

3. 随机测量

当患者发生特殊症状时，如出现低血糖症状（心慌、手抖、出汗、饥饿感等）时，应立即测量血糖，确认是否发生低血糖。

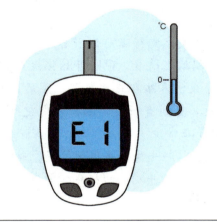

知识拓展

怕挨冻的血糖仪

血糖仪一到冬天就喜欢"罢工"，这是因为血糖仪内部的各种电子元件、电子屏、电池等在低温环境下容易出现供电不足或者运算错误的情况，这样一来就会影响血糖仪的正常使用。所以，请尽量在 10℃～40℃的环境中使用血糖仪，如果温度低于 10℃，血糖仪就可能会"罢工"。

血糖仪自测能取代医院的血糖检测吗？

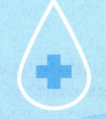

　　赵先生自从能熟练操作血糖仪后，每天定时监测血糖，血糖数值维持得还算平稳，时间一长，他就忘了医嘱，不再去医院定期复查了。

　　一年后，赵先生突然觉得眼前似乎总是隔了层雾，双脚也时常发麻，严重时像有蚂蚁在啃食。他一开始怀疑是血糖失控，但增加监测频率后，血糖数值依然在正常范围。最后，赵先生心存侥幸，认为只是劳累所致。直到有一天，他在家中突然感到心慌、手抖，但测量血糖依然显示正常。

　　在家人的劝说下，赵先生才去医院检查，结果糖化血红蛋白显示，他已经出现了糖尿病并发症的征兆，原来，血糖长期波动早已损害了他的神经与微血管。

　　这是怎么回事呢？赵先生感到很委屈，这么长时间，难道自己白白自测血糖了吗？

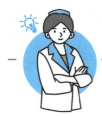

快问快答

问　血糖仪自测能取代医院的血糖检测吗？

答：血糖仪自测不能完全替代医院的血糖检测，二者各有其重要性。

1. 准确性不同

家用血糖仪的质量和校准情况、试纸的保存状态和质量、采血方式等，都可能导致测量误差。一般来说，家用血糖仪的误差范围在 ±10%～20%。

医院采用的大型生化分析仪等专业设备，准确性更高。在医院检测血糖时，会对血液样本进行更复杂的处理，去除可能干扰检测的因素，而且检测环境稳定，能有效降低误差。

2. 检测项目不同

血糖仪自测主要用于快速测量，一般只能得到即时的血糖数值，如空腹血糖、餐后血糖等简单指标。

医院除测量即时血糖外，还能进行更全面的检测。比如，糖化血红蛋白能够反映过去 2～3 个月的平均血糖水平，对于评估糖尿病的长期控制情况非常重要。

3. 目的不同

自测血糖的主要目的是方便患者日常管理血糖，以便发现血糖异常波动能及时就医。

医院测血糖，医生可以根据结果，结合患者的病史、症状、其他检查结果为患者制订个性化的治疗方案，从而为患者的健康保驾护航。

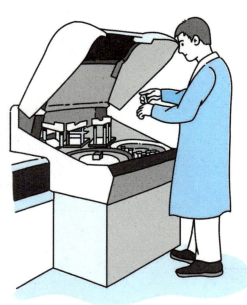

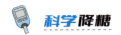 科学降糖

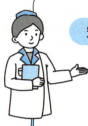

知识拓展

葡萄糖氧化酶检测法

　　葡萄糖氧化酶检测法，即当血液滴在试纸上时，血液中的葡萄糖在葡萄糖氧化酶的催化下，生成葡萄糖酸和过氧化氢。过氧化氢在过氧化物酶的作用下，与试纸上的显色剂发生氧化还原反应，产生颜色变化。血糖仪能捕捉到这种颜色变化，并通过内置算法将其转化为血糖浓度的数值。颜色变化越深，代表血糖浓度越高。

午餐前测血糖属于空腹血糖吗？

　　赵先生在医生的叮嘱下，带着记录了一个月的血糖自测数值来医院复查。本以为能让医生一目了然地看到自己这段时间的"控糖成果"，没承想医生刚翻看几页，眉头就皱了起来。

　　"每天怎么有两次空腹血糖记录，数值还不一样，是怎么回事？"医生疑惑地问道。赵先生满脸笃定地解释："大夫，我都是严格按时间测的，早上起来一次，午餐前一次，想着多测一次总归没坏处，这午餐前没吃饭，测出来的不也算空腹血糖嘛。"

　　医生无奈地摇了摇头，轻声说道："赵先生，你午餐前虽说没吃午饭，可距离早餐也就三四个小时，身体还处于消化早餐、持续代谢的阶段，受早餐影响大着呢，和空腹血糖完全是两码事。"

　　赵先生这才恍然大悟，懊恼自己白测了一个月的餐前血糖。好在医生安慰他说，虽然餐前血糖不算空腹血糖，但也有一定的参考价值。

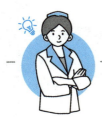

快问快答

问 午餐前测血糖属于空腹血糖吗？

答：午餐前和晚餐前测得的血糖都不算空腹血糖。

　　空腹血糖是指在隔夜空腹（8～10小时未进食）后所测量的血糖。一般是在清晨起床后、未进食早餐前进行测量。这时测的血糖能充分反映基础胰岛素的分泌功能，以及在没有饮食干扰的情况下，身体维持血糖稳定的能力。空

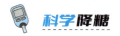

科学降糖

腹血糖最好在清晨 6:00～8:00 采血，如果采血时间太晚，所测的血糖值可能会因为空腹时间过久而偏低，也可能会出现反跳性升高，很难反映患者的真实情况。采血前，不但不能吃早餐，也不能服用降糖药物（前一天晚上除外），最好也不要运动。

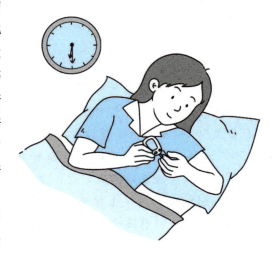

午餐前采血测血糖不是真正的空腹血糖，它受到早餐食物的消化吸收情况、上午是否加餐、上午运动量以及上午所服用的降糖药物等多种因素的影响。如果早餐后血糖控制不佳，或者上午出现了低血糖后经过身体的调节，午餐前血糖可能会出现波动。不过，午餐前血糖测量也很重要，它可以帮助患者了解上午血糖的控制情况，为调整午餐的饮食量、饮食结构、药物剂量等提供参考。

知识拓展

餐后 2 小时血糖

餐后 2 小时血糖是从吃第一口饭开始 2 小时后的血糖。

这是因为人体进食后，食物中的碳水化合物等营养成分开始被消化吸收，血糖也随之升高。从吃第一口饭起，胃肠道就开始消化过程，血糖会逐渐上升，一般在餐后 30～60 分钟血糖上升速度较快，之后上升速度逐渐减缓，大约在餐后 2 小时血糖会达到一个相对稳定的水平。

为什么自测血糖要
停用维生素C?

　　赵先生近几日被感冒折腾得够呛，浑身乏力、鼻塞咽痛，在医院连着打了几天点滴。由于身体虚弱，赵先生更加担心自己的血糖，于是每天坚持自测，但一连几天，都测出了低血糖，最低的时候甚至跌到了2.8mmol/L。这可把他吓坏了，冷汗直冒、心慌手抖的症状似乎也随之而来。

　　于是赵先生带着记录的数据去找医生。医生接过本子，仔细查看了血糖数据，又详细询问赵先生近期的用药、饮食情况，一番排查后，目光落在了输液单上。"赵先生，你注射过维生素C啊。"医生耐心地解释道，"问题不大，停用维生素C试试，症状可能就消失了。"

　　赵先生将信将疑，果然在停止注射维生素C后两天，血糖恢复了正常。可这是为什么呢?

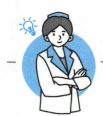

快问快答

问 为什么自测血糖要停用维生素C?

答：因为维生素C会干扰血糖检测反应。

　　血糖检测主要是基于葡萄糖与试纸中的化学物质发生氧化还原反应来测量血糖浓度。如果患者所用的血糖试纸是葡萄糖氧化酶，那么维生素C作为一种强还原剂，静脉输入后会混在血液里，与检测反应中的过氧化氢发生反应，消耗过氧化氢。这样一来，在血糖检测过程中，用于产生颜色变化的过氧

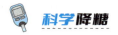
化氢量就会减少，导致显色变浅，血糖仪检测到的信号减弱，最终造成测量的血糖值比实际值偏低。

不同的血糖检测方法受维生素 C 的干扰程度不同。葡萄糖氧化酶比葡萄糖脱氢酶更容易受到维生素 C 的干扰。干扰程度与维生素 C 的摄入量也有关，如果只是按照正常剂量摄入维生素 C，对血糖测量结果的影响较小，但如果服用大剂量的维生素 C 就可能导致血糖测量出现明显的误差。

不过，维生素 C 只会干扰血糖仪正常数值，不会真的干扰血糖水平的波动，患者平时仍然可以放心服用。

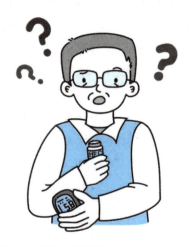

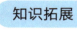 知识拓展

葡萄糖脱氢酶法

葡萄糖脱氢酶法：血液中的葡萄糖在葡萄糖脱氢酶的催化下，将辅酶（如烟酰胺腺嘌呤二核苷酸，NAD）还原为还原型辅酶（NADH）。血糖仪通过检测 NADH 的生成量，利用电化学原理来计算血糖浓度。NADH 的生成量与血液中的葡萄糖含量成正比，所以可以准确测量血糖。

有必要选择动态血糖仪吗？

　　赵先生刚拿到一笔丰厚的年终奖，满心欢喜之余，第一个念头就是给自己的健康加点"装备"。原来，前段时间跟同事闲聊时，有人眉飞色舞地夸赞了动态血糖仪，不但能不间断监测血糖，实时预警，还不用扎手指，听得赵先生心动不已。

　　于是，赵先生兴致勃勃地来到医疗器械店，向店员详细询问各款动态血糖仪的情况。可当店员报出价格后，他脸上的笑容瞬间僵住了。一款中等配置的动态血糖仪，加上传感器耗材，按使用周期算下来，一个月成本接近1000元。赵先生心里犯起了嘀咕，虽说年终奖是笔不少的钱，但家里日常开销也不少，孩子的辅导班费用、老人的营养费……一时间，赵先生陷入了两难境地。

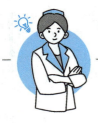

快问快答

问 真的有必要购买动态血糖仪吗？

答：如果病情需要，经济允许，医生也建议，可以购买动态血糖仪。

　　对于1型糖尿病患者和接受胰岛素强化治疗的2型糖尿病患者来说，血糖起伏较大，且往往难以发现低血糖，这时就需要配备一台动态血糖仪了。动态血糖仪每隔几分钟或几十分钟自动监测一次血糖，有助于及时发现无症状的低血糖和高血糖，以便更精准地调整治疗方案。

　　如果患者出现了一系列并发症，如视网膜病变、肾病、神经病变等，需

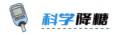
科学降糖

要更加严格地控制血糖，那么也需要一台动态血糖仪，来更好地了解血糖变化，从而更有效地控制血糖，减少并发症带来的风险。

传统血糖仪需要频繁刺破手指采血，这不但让患者感到痛苦，还增加了反复感染的风险。如果患者属于易感染体质，也可以询问医生的建议，是否需要购买动态血糖仪来监测血糖。当然，动态血糖仪本身价格就较高，加上传感器需要定期更换，因此患者需要结合自身的经济条件来权衡是否购买。

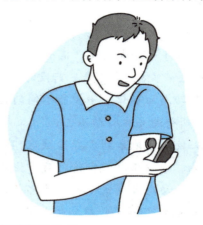

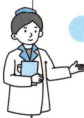

知识拓展

动态血糖仪的缺点

1. 动态血糖仪价格高，且传感器等耗材需定期更换，高昂的价格令不少患者望而却步。

2. 动态血糖仪受运动、环境温度等因素的干扰，数据偶有偏差，特殊状况下给出的数值与静脉血检测结果差异较大。

3. 动态血糖仪的传感器植入皮肤，部分人会出现瘙痒、红肿，甚至过敏的情况，影响佩戴体验。

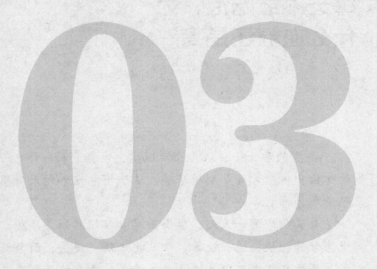

03

三餐有忌，先稳住再"降糖"

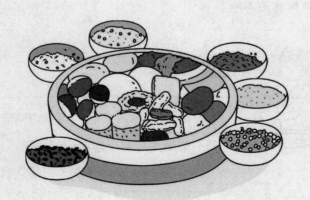

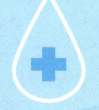

每天不敢吃饱，为什么血糖还是高？

　　45岁的李女士自认为生活规律、饮食节制，却在一次单位组织的体检中被确诊为2型糖尿病。这个消息宛如晴天霹雳，瞬间打破了她平静的生活。

　　自从确诊那一天起，李女士满心满眼只剩"降糖"二字。听人说主食升糖快，她一咬牙，彻底把米饭、馒头、面条这些主食戒掉了。早餐只敢喝几口无糖豆浆，午餐、晚餐就用寥寥几片菜叶和几块豆腐打发。起初，她还暗自庆幸，觉得这下血糖肯定能降下去。

　　可现实却给了她沉重一击，每次测血糖，数值依旧居高不下。更糟糕的是，长期主食摄入不足，导致她时刻处于饥饿状态。上班时，肚子饿得咕咕叫，根本没法集中精力工作；晚上睡觉时，饿得翻来覆去难以入眠，还常常头晕、心慌。家人看着心疼不已，李女士自己更是苦不堪言。她想不通为什么自己每天克制得这么辛苦，血糖就是不降。

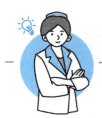

快问快答

问　**为什么很多糖尿病患者每天不敢吃饱，血糖还是高？**

答：降糖不是要让患者忍饥挨饿，也不是要让患者完全戒掉碳水，而是要做到科学饮食、均衡饮食。

　　很多糖尿病患者对主食（碳水化合物）存在误解，认为得了糖尿病就应该戒掉主食，或过度限制主食摄入。然而，主食其实是身体能量的重要来源之一。完全不吃主食或者主食摄入量过少时，身体就会分解蛋白质和脂肪来供能，脂肪分解过程中会产生酮体，酮体过多可能引起酮血症等问题。而且有些患者虽然不吃传统主食，但会选择一些所谓的"代糖食品"。代糖食品含有麦芽糊精，而麦芽糊精是一种多糖，进入人体后会迅速分解为葡萄糖，导致血糖升高。

即使有些患者选择吃主食，也会因为选择了高血糖生成指数的食物而影响血糖。例如，精米、白面进入人体内，会被快速消化吸收，引起血糖快速上升。相比之下，糙米饭、全麦面包等全谷物食品更有利于血糖控制，但很多患者可能没有正确区分。

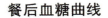

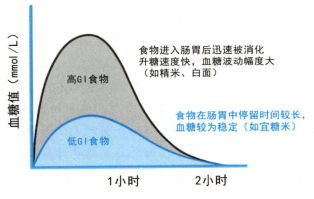

知识拓展

血糖生成指数

血糖生成指数（glycemic index，GI）是反映食物引起人体血糖升高程度的指标，能反映人体进食后机体血糖生成的速度和能力。一般来说，GI > 70 的食物进入肠胃后，消化快、吸收完全，葡萄糖能够迅速进入血液，使血糖快速上升。

怎样才算均衡饮食?

李女士恍然大悟，原来抗糖不是要让她戒掉主食饿肚子。可怎样才算均衡饮食呢？于是李女士上网查找了很多资料，翻阅了很多杂志，收藏了各类营养科普文章、权威饮食指南。看到推荐全谷物食品时，她赶紧拿笔记下，琢磨着把家里的精米、白面换成糙米、燕麦；翻到讲蛋白质摄入的板块，又思索着怎么搭配鱼肉、虾肉，既能补充营养，又不给血糖造成太大负担。

可网络信息繁杂，说法不一，有的主张多吃素，有的力荐高蛋白饮食，这让李女士越发迷茫。焦虑之下，她开始尝试各种食谱，今天照着这个博主的"降糖餐"做一顿，明天又依着那篇论文调整饮食结构。然而，频繁更换食谱，加之每餐都吃得战战兢兢，时刻盯着血糖数值，她的肠胃率先发出抗议，时常腹胀、嗳气，还经常便秘。

看着厨房贴满的"抗糖"便利贴，李女士不禁有些自暴自弃了。

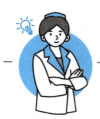

快问快答

问 究竟怎样才算均衡饮食？有没有针对糖尿病患者的、较为权威的饮食指南？

答：均衡饮食，就是科学合理搭配饮食，让饮食营养均衡、比例适中。

均衡饮食并没有那么难，只需要坚持核心原则就好，即营养均衡、比例适中，合理控制每日摄入食物的总热量。可以采取最简单的餐盘法，即将你的餐盘分割成蔬菜、蛋白质、主食三部分。蔬菜占餐盘的一半，主食和蛋白质各占四分之一。这种简单的食物分配法能帮助人们直观地安排每餐食物的比例，保证均衡摄入碳水、蛋白质、脂肪、维生素和矿物质等营养。对于糖尿病患者来说，按照餐盘法搭配食物，再结合食物的血糖生成指数选择合适的主食，如用糙米饭代替白米饭、用杂粮馒头代替精细白面馒头，就能够更好地控制血糖，同时保证身体获得充足的营养。

在我国，《中国居民膳食指南》是比较权威的饮食指南。

《中国居民膳食指南》是中国营养学会编写的指南，是健康教育和公共政策的基础性文件。《中国居民膳食指南》提出了适合中国人体质的"平衡膳食宝塔"，"宝塔"共分五层，包含了我们每天应该摄入的各类食物，以及建议摄入的量。

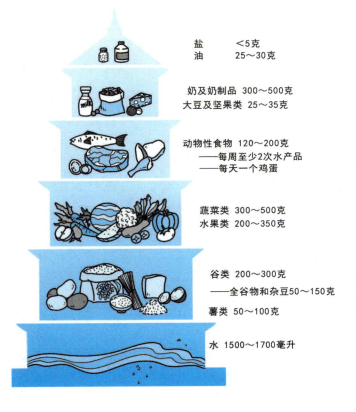

盐　　　　<5克
油　　　　25～30克

奶及奶制品　300～500克
大豆及坚果类　25～35克

动物性食物　120～200克
——每周至少2次水产品
——每天一个鸡蛋

蔬菜类　300～500克
水果类　200～350克

谷类　200～300克
——全谷物和杂豆50～150克
薯类　50～100克

水　1500～1700毫升

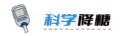

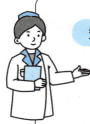

知识拓展

每日人体所需总热量

每日人体所需总热量（千卡）等于标准体重（千克）乘以每日每千克标准体重所需热量（千卡/千克）。

体力活动水平	每日每千克标准体重所需热量（千卡/千克）	标准体重（千克）
卧床休息状态	15～20	60
轻体力活动	25～30	70
中体力活动	30～35	75
重体力活动	35～40	80

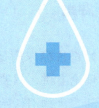

改变饮食习惯就能控制血糖吗?

32岁的小枫最近总觉得疲惫,眼睛像蒙了一层雾看不清东西,嘴里还时不时发干发苦,于是频繁地喝水,但水喝多了有时又会觉得心慌、手抖。在家人的劝说下,小枫去医院做了全面检查,结果发现自己已经是糖尿病前期。

小枫十分不解,家里人并没有糖尿病史,自己也不算胖,怎么就到了糖尿病前期的地步?带着疑惑,小枫找到医生求解,医生问他:"说一说你平时的饮食习惯吧。"

小枫回想一番,边回想边说道:"我胃口不太好,不太注意吃饭的问题,基本就是饿了就吃,不饿就不吃,有时一天只吃一顿饭,遇到好吃的就多吃一些,不合口味的随便吃两口,晚上熬夜习惯吃点零食、甜品……"

说着说着,小枫自己都感觉不好意思了。奇怪的是,医生最后并没有给她开药,而是给了她一张糖尿病患者饮食管理菜谱。小枫不解,难道靠这份菜谱就能控制血糖吗?

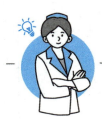

快问快答

问 单靠改变饮食习惯,真的能控制血糖吗?

答:血糖与饮食的关系十分密切,所以对由不良饮食造成的糖尿病前期患者来说,改变饮食是能控制住血糖的。

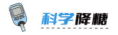
老百姓都说糖尿病是吃出来的"富贵病"，这种说法虽然不全面，却不无道理。从理论上讲，只要吃东西，食物就会被人体消化、吸收，造成血糖暂时性升高，随着食物消耗殆尽，血糖也就降下来了。那么，三餐规律，血糖就会规律地升降，这是人类刻在基因里的东西。但如果打破这种规律，导致血糖无法按照既定的规律升降，或只升不降，那么时间长了，管理血糖的胰岛素就会"罢工"，糖尿病就来了。所以，如果糖尿病的根源在饮食，那么靠改变饮食习惯，是可以控制住血糖的。

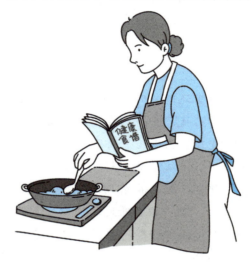

这就要求这类病患学会审视自己的饮食习惯：是否暴饮暴食？是否三餐规律？是否严重偏食？是否经常吃外卖和零食？是否经常熬夜吃夜宵……如果是，那么就要改掉不良的饮食习惯，养成良好的饮食习惯，如均衡营养、控制热量、保证三餐、戒掉甜食、合理加餐等。

知识拓展

饮食控制的局限性

糖尿病是一种复杂的代谢性疾病，除饮食因素外，还与遗传、环境、其他疾病、生活方式等多种因素有关，不是所有的糖尿病患者都能靠改变饮食来控制血糖的。另外，糖尿病患者还存在个体差异性，有些患者可能会对某些食物特别敏感，即便它是"健康食物"也可能引起血糖较大的波动。所以，患者还需要具体问题具体分析，不可"一刀切"。

吃的都是无糖食品，
血糖反而高了？

　　小枫并没有做饭的习惯，但她记得医生的叮嘱，要改变饮食习惯。于是，她把家里的高糖零食、饮料统统扔掉，然后开始四处搜罗无糖食品。她在网上购买了很多无糖饼干、无糖酸奶、零蔗糖面包等；线下跑遍超市的各个角落，但凡打着"无糖"标签的食品，统统被她收入囊中。一日三餐，小枫严格遵循"无糖准则"，即便是嘴馋了，也只是拿出无糖口香糖嚼一嚼。

　　就这样坚持了一段时间，满心期待着血糖能降下来的小枫，再次去医院测了血糖。可看到数值的那一刻，她惊呆了，空腹血糖竟高达 7.5mmol/L，上次在医院测时才 6.2mmol/L。

　　小枫百思不得其解："明明吃的都是无糖食品，怎么血糖不降反升了？"

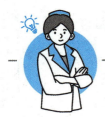

快问快答

问　**吃的都是无糖食品，为什么血糖反而高了？**

答：因为"无糖食品"不代表食品里真的没有糖。

　　"无糖"指固体或液体食品中每 100 克或 100 毫升的糖含量不超过 0.5 克，因此"无糖"不代表真的不含糖。而且不少商家打着无糖旗号，产品却含较多碳水化合物或代糖。像无糖饼干，虽没有额外添加蔗糖，但富含淀粉，进入人体后淀粉被分解成葡萄糖，大量食用必然推高血糖。有些无糖产品，虽然不含蔗糖、葡萄糖、麦芽糖，但含有代糖，如山梨醇、木糖醇等，甚至将淀粉糖

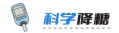

浆、果葡糖浆等淀粉水解物作为甜味剂，过量食用这些甜味剂不但会快速升糖，还可能干扰机体对真正糖分代谢的正常调控。

另外，一些患者觉得是"无糖"食品就会放开吃，殊不知血糖不仅与糖有关，还关乎每日摄入总热量。无糖食品为弥补口感，往往油脂含量高，大量油脂摄入会增加身体代谢负担，使身体产生胰岛素抵抗，致使血糖升高。再加上人体消化吸收系统持续受食物刺激，胰腺频繁分泌胰岛素，如频繁吃无糖酸奶、坚果加餐，肠胃持续工作，血糖将一路升高。

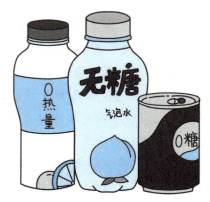

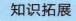 知识拓展

阿斯巴甜

阿斯巴甜是一种常见的人工化学合成的甜味剂，常见的人工甜味剂还有安赛蜜、甜蜜素、蔗糖素等。这些甜味剂甜度很高，用量很少就能达到很甜的效果。在配料表中如果看到这些成分，要知道它们的作用是提供甜味。正常情况下不会引起血糖升高，但过量食用可能存在一些具有争议性的健康风险。

控糖意味着一点甜食都不能吃吗？

　　小枫自从发现血糖异常后，每日都在跟自己的食欲作斗争。要知道，过去，她可是个不折不扣的甜食控、零食控；现在，每天只能梦里品尝奶油蛋糕、珍珠奶茶、巧克力糖果。

　　有一天，小枫路过街边香气四溢的甜品店，看到橱窗里那精致的草莓慕斯蛋糕，脚步竟不自觉顿住。最后，内心挣扎了半天，她还是咬咬牙，快步逃离了那里。回到家中，无尽的失落和委屈一股脑涌上心头。晚餐时，家人为了安慰她端出无糖酸奶，特意加了两勺蜂蜜调味，小枫尝了一口脸色大变，嚷嚷着说："人家好不容易才忍住，为什么要加糖！"结果饭也没吃，钻到自己卧室大哭了起来。小枫觉得自己太委屈了，心想难道得了糖尿病就不能吃一点甜食了吗？往后都要过这样的日子吗？

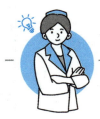

快问快答

问　得了糖尿病后，真的一点甜食都不能吃吗？

答：并不是，只要掌握好时机和食量，控糖期间也是可以享用甜食的。

　　血糖控制主要取决于全天碳水化合物的总量摄入以及食物的血糖生成指数。甜食主要是碳水化合物含量高，其含糖量会使血糖快速上升。但是如果能把甜食的热量计算到一天总热量摄入中，适当减少其他主食（如米饭、馒头等）的摄入，就可以在不引起血糖大幅波动的情况下品尝甜食。患者可以用半两主食换取一小块巧克力，也可以选择添加大量含膳食纤维的低糖饼干。

另外，吃甜食要把握好时机，最好是在血糖控制比较稳定的情况下，且选择在两餐之间或者运动前后食用。两餐之间血糖相对较低，运动前后身体需要能量补充，适量的甜食可以提供能量，而且运动能够促进葡萄糖的利用，降低血糖升高的风险。患者如果在午餐和晚餐之间散步半小时后，就可以吃一小份无糖酸奶拌水果（如蓝莓），既能满足对甜食的渴望，又有利于血糖的控制。

需要注意的是，血糖波动大、胰岛功能差的患者，要严格地控制甜食的摄入，可根据自身的血糖监测数据，在医生或营养师的指导下谨慎食用。

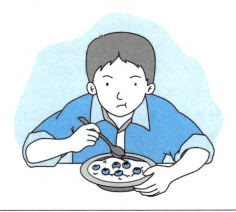

知识拓展

天然甜味剂

天然甜味剂是从天然产物中提取或加工而来的甜味物质，如甜菊苷、罗汉果甜苷等。甜菊苷是从甜叶菊中提取的，甜度是蔗糖的 200 ～ 300 倍；罗汉果甜苷来自罗汉果，甜度约为蔗糖的 300 倍。这些都是比较健康的甜味替代品，对于想要控制血糖的人来说是相对友好的选择。

得了糖尿病该怎样吃水果?

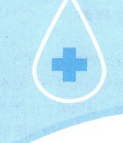

　　小枫为了死死"拿捏"住血糖，决定晚上不吃饭，改为只吃低糖水果。原来，她听说水果升糖快，降糖也快，选择吃一些糖分相对少、热量较低的水果，应该可以控制住血糖。

　　刚开始几天，小枫看到体重有所下降，就满心以为这种控糖妙招有成效。结果一个月后，小枫感受到了戒掉晚餐的痛苦，每天晚上睡觉时，肚子就像一个无底洞，叽里咕噜叫不停，根本无法安睡。好不容易睡着了，半夜却经常惊醒，又是心慌，又是冒冷汗。到了第二天清晨，双腿像灌了铅一样沉重，浑身无力。

　　有一天，小枫摇摇晃晃走在上班路上，眼前一阵发黑，差点一头栽倒在地。更令人揪心的是，小枫本以为这下血糖能降下去了，结果一测数值依旧居高不下。她一屁股坐在医院的椅子上，怎么也想不通到底哪里出了问题。

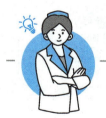

快问快答

问　得了糖尿病该怎样吃水果?

答：患者在血糖稳定、不常出现低血糖的情况下是可以吃水果的，但要控制好量。

　　一般建议糖尿病患者每天摄入不超过 200 克的水果。尽量选择低糖、低GI 的水果，但不能仅仅从口感甜度上去判断。例如，虽然西瓜口感比较甜，但它的含糖量要比火龙果低多了。并且要分 2～3 次食用这些水果，如上午

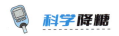
科学降糖

10 点左右吃 100 克，下午 3 ～ 4 点吃 100 克。这样能有效避免一次性摄入过多糖分导致血糖升高。吃水果时可以搭配一些富含蛋白质、膳食纤维的食物，这样有助于延缓碳水化合物的吸收，稳定血糖。例如，吃苹果时可以搭配一小把坚果，坚果中的蛋白质和健康脂肪能够减缓苹果中糖分的吸收速度，降低升糖幅度。

　　另外，糖尿病患者可以利用食物等量交换的方法来摄入水果，但不能用水果完全取代正餐。只吃水果，营养摄取不均衡，容易造成营养不良。水果消化快，升糖快，以水果代替正餐，会使血糖很快升高又很快下降，血糖波动幅度过大，长期如此，对糖尿病患者来说是十分不利的，容易增加并发症的风险。

知识拓展

常见水果的升糖指数

水果名称	升糖指数	GI等级	食用建议
苹果	约 36	低	可适量食用
梨	约 36	低	可适量食用
柚子	约 25	低	较理想的水果
香蕉	约 53	中	需控制食用量
猕猴桃	约 52	中	可适量食用，能补充营养
西瓜	约 72	高	少量食用（1～2片）

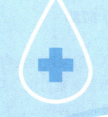

控糖期能用肉类代替主食吗？

小枫苦恼地盯着手中的馒头，眉头拧成了结，嘴里不停嘟囔："怎么每餐里，主食的升糖指数都高得吓人。"一想到血糖数值居高不下，小枫咬咬牙，心一横，决定戒掉主食。

起初那几天，饥饿感如影随形，搅得她心烦意乱。上班时，没了主食提供的饱腹感撑着，上午还没到10点，肚子就开始咕咕抗议，饿得两眼发花，手头的文件都拿不稳。同事招呼小枫一起吃点小零食垫垫肚子，她只能苦笑着摇头拒绝。

戒掉主食才两个礼拜，小枫就已经虚弱到爬不动楼梯了。看着厨房那堆被她"打入冷宫"的米面粮油，她既委屈又无助，这主食戒也不是，吃也不是，到底该怎么办啊？能不能用肉类代替主食？这样是否既能避免升糖，又不会饿得面黄肌瘦？

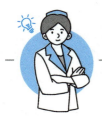

快问快答

> **问** 控糖期能用肉类代替主食吗？
>
> 答：不能。

主食主要由碳水化合物组成，而碳水是人体能量的重要供应物质，以肉类代替主食会使身体能量供应不足，出现头晕、乏力、注意力不集中等情况。

另外，肉类含有较多脂肪，特别是红肉。如果以肉类代替主食，会使脂肪摄入过多，易导致体重增加，还会增加胰岛素抵抗的风险。胰岛素抵抗会使细胞对胰岛素的敏感性降低，血糖难以被有效转运到细胞内，从而导致血糖升

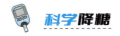

高，长期可引发慢性疾病。

瘦肉富含蛋白质，但过量的蛋白质摄入会加重肾脏的代谢负担，而且肉类消化吸收相对较慢，大量食用会加重胃肠道负担，影响消化功能。

即便在控糖期，一餐中也要做到营养均衡，但可以减少一点主食量，增加一点优质蛋白质的摄入，如鸡肉、鱼肉，并且搭配蔬菜和适量油脂，这样既能维持身体的基本能量供应，又能更好地控制血糖，增强饱腹感。

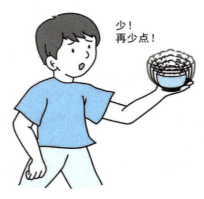

知识拓展

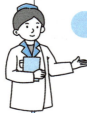

木糖醇为什么可以代糖

木糖醇、赤藓糖醇、麦芽糖醇等糖醇类物质的代谢方式与糖不同，在人体吸收和代谢过程中不需要胰岛素的参与，对血糖影响较小。例如，赤藓糖醇大部分会通过尿液排出体外，热量也极低。但糖醇类如果过量食用，可能会引起肠胃不适，如腹胀、腹泻等。

哪些主食对糖尿病患者很友好？

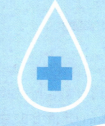

　　小枫被饥饿和营养不良折腾得够呛，这才如梦初醒，深刻意识到主食不可或缺。于是，小枫去超市购买了好几袋"全麦馒头"，一连吃了好几日。这下总能控制住血糖了吧，小枫满心欢喜地测了测数值，结果心凉了半截，血糖仪上的数字不降反升。

　　小枫满脸疑惑，拿着馒头包装袋反复端详，仔细查阅配料表才发现，所谓"全麦"，只是噱头，排在首位的还是精制面粉，全麦粉含量很少，怪不得血糖失控。

　　从那以后，小枫再也不敢买超市里的"全麦馒头"了。但望着满柜子的食材，小枫又感到迷茫："都说糖尿病患者主食有讲究，可到底哪些主食对糖尿病患者友好呢？怎样烹饪、搭配才能稳住血糖啊？"

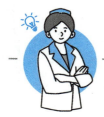

快问快答

问　**哪些主食对糖尿病患者很友好呢？怎样烹饪、搭配才能真正稳住血糖呢？**

答：优选粗杂粮。

　　粗杂粮是相对于精米、白面等细粮而言的，主要包括糙米、全麦粉、燕麦、荞麦、玉米、小米等谷物类，以及红豆、绿豆、黑豆、芸豆等豆类，还有红薯、紫薯、土豆等薯类。这些食物在加工过程中保留了较多的皮层、糊粉层和胚芽等，富含膳食纤维，能延长在肠胃中的停留时间，减缓血糖上升的速度。比如，糙米保留了稻谷的外层组织，如皮层、糊粉层和胚芽，这些部分含

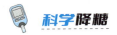

有丰富的膳食纤维、维生素和矿物质，糙米饭的 GI 值约为 70，而精制白米饭的 GI 值约为 83，所以糙米饭更适合糖尿病患者。

燕麦的 GI 值为 55 左右，荞麦的 GI 值约为 54，将用荞麦面制作的面条或者馒头作为主食可以有效控制血糖升高的幅度。

红豆、绿豆、黑豆等豆类含有丰富的蛋白质、膳食纤维和低聚糖。它们的 GI 值普遍较低。以红豆为例，其 GI 值只有 26 左右。将杂豆类与谷类混合煮成杂粮饭，不仅可以增加主食的营养价值，还能降低整体的 GI 值。因为豆类中的膳食纤维可以在肠道内形成一种黏性物质，减缓碳水化合物的消化吸收。

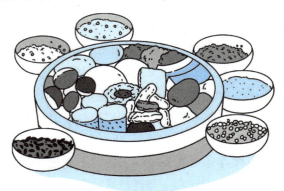

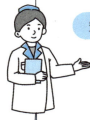

知识拓展

血糖负荷

血糖负荷（glycemic load, GL），是反映食物对血糖影响程度的一个指标。它通过将食物的 GI 与该食物中碳水化合物的含量相结合来衡量。计算公式为 GL= 食物中碳水化合物含量（克）× 食物的 GI 值 ÷100。GL 小于 10 的食物对血糖影响较小；GL 大于等于 20 的食物不利于控制血糖。GL 能帮助人们更精准地判断食物对血糖的综合影响。

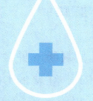

土豆、红薯含那么多淀粉，
糖尿病患者能吃吗？

　　小枫自从患上糖尿病，饮食里的每样东西都成了"雷区"，稍有不慎，血糖就可能"兴风作浪"。这不，小枫不自觉地拿起一个红薯，沉甸甸的，那橙红的外皮看着就诱人。小枫想起小时候，烤红薯的香甜能暖透一整个寒冬，可如今，美味就在眼前，却顾虑重重。旁边摊主热情招呼："姑娘，这是蜜薯，软糯清甜，买点吧！""这淀粉含量高得吓人，吃了血糖不得'爆表'？"她小声嘀咕着，尴尬地把红薯轻轻放下。

　　她又移步到土豆摊前，情况也没好到哪儿去。看着圆滚滚的土豆，小枫脑海里瞬间浮现出软糯的土豆泥、香脆的薯条，可下一秒，又被拉回现实。"做个土豆丝当配菜吧，下饭是香，可糖尿病患者能吃吗？淀粉一进肚，胰岛素怕是招架不住吧？"想想还是算了。

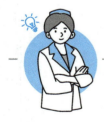

快问快答

问　土豆、红薯含那么多淀粉，糖尿病患者能吃吗？
　答：土豆、红薯属于优质碳水，糖尿病患者可以吃。

　　虽然土豆和红薯的淀粉含量高，但它们所含淀粉的消化吸收方式与精米、白面的大不相同。土豆含有抗性淀粉，这种淀粉在小肠内不能被完全消化吸收；红薯含有较多膳食纤维，会使碳水化合物的消化吸收过程变慢。也就是说，吃了红薯和土豆，糖分是一点一点释放到血液中的，不会像吃精制谷物那样让血糖快速大幅上升。

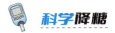

而且，判断一种食物糖尿病患者能不能吃，不能仅看淀粉含量，还要考虑 GI 和 GL。红薯的 GI 值约为 54，土豆的 GI 值在 60～70，和大米饭（GI 值约 83）相比是比较低的。只要控制好食用量，计算好血糖负荷，它们是可以被合理摄入的。同时，土豆和红薯富含多种营养成分，如红薯的 β－胡萝卜素、土豆的钾，这些对患者的整体健康也很有帮助。不过，需要提醒的是，糖尿病患者吃土豆和红薯时，最好选用蒸煮的方式，不建议煎炸炒，更不能放糖。

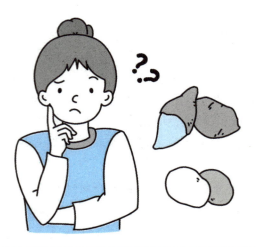

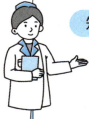

知识拓展

抗性淀粉

当淀粉类食物经过糊化后，再将其冷却储存，就会变成抗性淀粉。抗性淀粉是一种特殊的淀粉，它在健康人体小肠中不能被淀粉酶消化吸收，而是直接进入大肠。这与普通淀粉在小肠内被分解为葡萄糖并吸收的过程不同，抗性淀粉就像一个"漏网之鱼"，能逃脱小肠内常规的消化程序，从而减缓血糖波动。

豆类真的是"抗糖救星"吗？

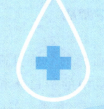

小枫这几天听"糖友"说豆类堪称糖尿病患者的"抗糖救星"，于是她兴致勃勃地要把豆类的吃法琢磨个透。

小枫先让妈妈帮她蒸了一锅香甜软糯的红豆包。小枫满心欢喜地认为豆包可是个好东西，既解馋又控糖，她一餐就能吃两个。接着，她又大展厨艺，炒了一个猪肉炒豆嘴，鲜嫩的豆嘴搭配肥瘦相间的猪肉，香气扑鼻，光是闻着就叫人食欲大增。就这样，小枫一连几天都在吃豆包和猪肉炒豆嘴。

几天后，小枫再也高兴不起来了，她的血糖非但没降还升了不少。小枫呆立在餐桌前，眼眶瞬间红了："大家都说豆类能抗糖，怎么我吃了反而升糖？"

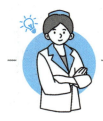

快问快答

问 豆类真的是"抗糖救星"吗？

答：多食用豆类的确有不错的抗糖效果。

豆类的 GI 值普遍较低。例如，大豆（黄豆）的 GI 值约为 18，红豆的 GI 值约为 26，绿豆的 GI 值约为 27.2。这意味着食用豆类后，血糖上升的幅度比较小。与精制米饭（GI 值约 83）这样的高 GI 值食物相比，豆类在进食后不会引起血糖的剧烈波动，这使得它们在抗糖方面具有一定的优势。

豆类还含有丰富的膳食纤维，这些膳食纤维可以在肠道内形成一种物理屏障，减缓碳水化合物的消化和吸收速度，使得糖分缓慢地释放到血液中，从

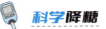
而避免血糖的急剧升高。同时，大豆中的蛋白质和脂肪含量也较高，这种营养成分组合也有助于降低其整体的血糖反应。

豆类还含有低聚糖，如棉籽糖和水苏糖等。人体不能完全吸收低聚糖，它们会进入大肠，被肠道菌群发酵利用，而后产生短链脂肪酸，如丁酸等。丁酸可以调节肠道菌群平衡，改善肠道环境，并通过一些间接的机制影响血糖代谢，有助于稳定血糖。

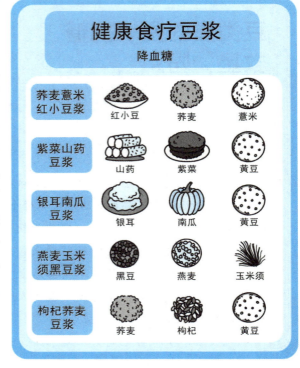

知识拓展

怎样食用豆类才能降糖

食用豆类的确有抗糖的优势，问题在于怎么食用。如果烹饪方式不当，如加入大量糖制作成豆沙等甜品，或者和高糖、高脂肪的食物一起大量食用，就会影响其抗糖效果。豆类最好水煮食用，连皮一起吃，也可以用于各种菜肴，如沙拉、炖菜和汤。豆腐、豆浆、豆腐皮等大豆制品也是不错的选择。

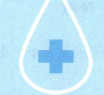

牛奶含乳糖，糖尿病患者可以喝吗？

　　小枫在医院候诊大厅碰到了原来的同事兼病友小张，两人闲聊几句，话题就不自觉地转到了饮食上。

　　小枫皱着眉头，满脸无奈地说："我听说牛奶里有乳糖，我这糖尿病，真不知道还能不能喝了。不喝吧，又馋那口营养；喝了，又怕血糖'造反'。"

　　小张一听，拍了拍小枫的肩膀，说道："我也纠结着呢，之前在家偷偷喝了一小杯，喝完就盯着血糖仪，提心吊胆的。不过我看资料上说，牛奶的 GI 值低，不会让血糖蹿高。"

　　"真的吗？万一这低 GI 值不靠谱呢，毕竟每个人体质不同。我之前试过喝牛奶搭配面包，结果餐后血糖还是超了警戒线，也不知道是面包的问题，还是牛奶的问题。"

　　最后小张像泄了气的皮球一样，说："得了糖尿病就是这么麻烦，这也不敢吃，那也不敢喝，东西送入嘴前，先要计算一个遍！"

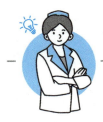

快问快答

问　牛奶含乳糖，糖尿病患者可以喝吗？

答：可以喝。

　　牛奶的 GI 值为 27～32，属于低 GI 值食物。这意味着牛奶中的乳糖在人体内消化吸收的速度相对缓慢，不会像高糖食物一样引起血糖急剧上升。并且，乳糖的含量在牛奶中是适中的（每 100 克牛奶含乳糖 4.5～5 克），比米

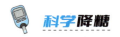

饭、馒头带来的血糖上升要低得多。正常饮用的情况下，不会造成血糖的大幅度波动。

而且，牛奶是人体补充优质蛋白质的良好来源。牛奶所富含的蛋白质是完全蛋白质，富含的氨基酸组成比例与人体接近，容易被人体吸收利用。糖尿病患者比正常人更需要足够的蛋白质来维持身体正常的生理功能、修复组织等。

不过，糖尿病患者要选择合适的牛奶类型，如优先选择低脂或脱脂牛奶，避免全脂牛奶中过多的脂肪摄入影响血脂和血糖。同时，要避免选择添加了糖的牛奶产品，以防血糖快速升高。饮用的量也应该控制，通常每天 300 ～ 500 毫升为宜。

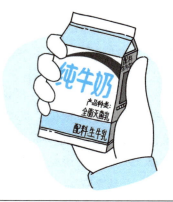

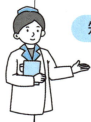

知识拓展

看懂牛奶成分表

糖尿病患者在选择牛奶时，要学会看配料表。配料表只有"生牛乳"这一项的才是真正的纯牛奶。如果写有"调制乳"则是含有白砂糖、炼乳等的非纯牛奶。对于糖尿病患者来说，要尽量避免调制乳。

再看营养成分表，重点关注蛋白质、脂肪、碳水化合物和钙的含量。蛋白质含量越高越好，优质牛奶每 100 毫升的蛋白质含量在 3 克左右。若需要控制血脂，可选择低脂或脱脂牛奶。

一天吃够 30 种食物靠谱吗？

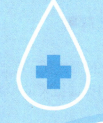

最近，小枫从病友群里听说了"一天吃够30种食物，营养全、身体健"的说法，她认为很有道理，于是花几天时间搜罗各种食谱，列出了一张密密麻麻的食谱表，里面荤素搭配、谷物果蔬俱全，将30种食物一股脑塞进每日的三餐里。

结果，计划落实第一天就让她苦不堪言，光是早餐，她就摆上了全麦面包、鸡蛋、牛奶、蓝莓、坚果，还有一小碟凉拌蔬菜，林林总总凑了十来种。可到了午饭，难题接踵而至，为了凑数，她往餐盘里加了好几种熟食肉类，还把平日里不常吃的粗粮一股脑煮了。晚餐更是夸张，餐桌上五颜六色的菜肴堆得满满当当。

这些都是她精心选择的低 GI 值食物，小枫自然是放心大吃，每餐都吃得饱饱的。没想到，一周后，小枫测量血糖时却傻了眼，血糖数值飙升。小枫不明白，不是说吃得越杂对糖尿病患者越好吗？怎么血糖还升了？

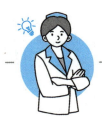

快问快答

问 糖尿病患者一天吃够 30 种食物靠谱吗？

答：多种食物搭配的确有助于稳定血糖，但也极具挑战，稍不注意，就会导致摄入总热量超标。

从理论上讲，平衡膳食的首要原则就是做到"食物多样化"，即做个"杂食动物"，因此，一天吃够 30 种食物对糖尿病患者有一定的友好性。糖尿病

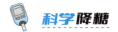

患者由于控制饮食，可能会出现某些营养素缺乏的情况，因此多样化的食物可以让他们保证摄入足够多的维生素和营养物质，这对预防糖尿病并发症十分有益。

多种食物搭配还有助于稳定血糖。不同食物的 GI 值和 GL 不同。通过合理组合，如将高 GI 值食物与低 GI 值食物搭配，可以降低整餐的血糖反应。

然而，真要做到一天吃够 30 种食物也是不容易的，一不小心就会增加食物的总摄入量，导致热量超标。而且多种食物混杂在一起，为了让食品口味更佳，会不自觉地添加较多的调味剂和油脂，导致盐、糖、油的摄入超标，这对血糖控制又是不利的。所以，糖尿病患者需要在保证营养均衡的同时，谨慎控制食物的数量和质量。

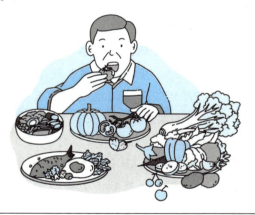

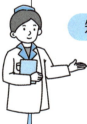

知识拓展

减少用油小妙招

煎、炒、炸这种需要用油的烹调方式，容易将食物中的水分与油互换，造成水分越多的食物越容易吸油。所以炒蔬菜时，含水分越多的蔬菜，炒出来含油量也越高。这时，可以将蔬菜先焯水再炒，或者在蔬菜外面裹一层含水较少的面衣再煎炸。

怎样通过饮食补充水分？

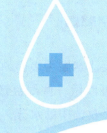

    小枫经常被口渴折磨得心烦意乱，但出于工作性质的原因，尽管每天唇皮干裂，嗓子冒烟，也很难有时间一口一口地慢慢喝水。大多数情况是有机会一口气喝上一大杯水，但这样饮水，似乎属于无效饮水，过一会儿就都排泄了。

    这天，小枫趁着午休吃饭时间，拨通了营养师朋友的电话："我都快成'人肉干'了，嘴巴渴得要命，可手上的活儿根本不允许我有空喝水，不喝水，怎么稳定血糖？"

    电话那头，营养师朋友赶忙安抚："别慌，既然没时间端杯喝水，咱就换个思路，从饮食里找补。"小枫一听，忙问："通过饮食补水？"朋友耐心解释："是啊，咱们平常的饮食藏着不少水呢，巧妙搭配，既解渴又营养。"接着，朋友承诺有时间会细细讲给她听，小枫这才稍稍安心，挂了电话。

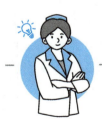

快问快答

问 怎样通过饮食补充水分？

答：汤、菜、水果都含有大量水分。

    汤羹是补充水分的有效途径。菠菜汤、西红柿汤等，以蔬菜为主要食材，在烹饪过程中加入适量的水，经过熬煮后，蔬菜中的营养成分会溶入汤中，同时增加了汤的水分含量。

    鸡汤、鱼汤等肉汤，在补充水分的同时，还能提供蛋白质等营养成分。

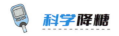

不过，要注意撇去表面的油脂，以免摄入过多的脂肪。

还可以做一些绿豆汤、银耳羹等甜汤，作为两餐之间的补给。人体能够更好地吸收汤中的水分，而不会像喝白开水那样容易排泄出去。

吃饭时，糖尿病患者可以尽可能地生吃蔬菜。黄瓜的含水量高达96%，西红柿的含水量为94%～95%，生菜的含水量约为95%。

两餐之间，可以选择一些 GI 值低、含糖量低的水果，像对糖尿病患者十分友好的柚子、西红柿，能很好地补充水分。

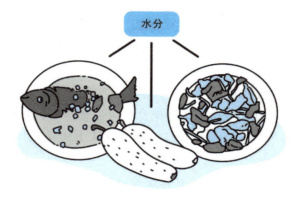

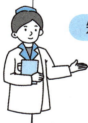

知识拓展

少量多次饮水

糖尿病患者应该多喝水，但要讲究方法，一般应遵循少量多次的饮水原则。晨起后，可以空腹喝一杯温开水，补充夜间流失的水分。饭前、饭中、饭后都不宜大量饮水，以防冲淡胃液，影响消化。不要等到口渴难耐才大口豪饮，而要均匀分次饮水，只要喝够一天的饮水量（1500～2000毫升）即可。如有额外运动，那么每运动半小时或在高温环境下暴露半小时，应该额外补充200～300毫升的水。

04

合理运动，科学降糖见效快

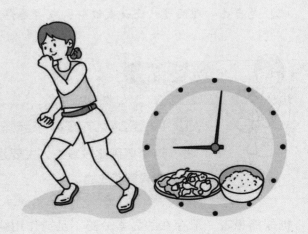

为什么一运动就很累？

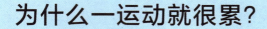

老陈最近的日子有些难熬，公司今年组织的体检就像一记闷棍，把他敲得晕头转向——他得了糖尿病，指标刺眼地摆在报告单上。医生看着体型圆滚滚、肚子上的赘肉都快把衬衫扣子撑开的老陈，一脸严肃地叮嘱："你这肥胖是糖尿病的'帮凶'，运动减肥搭配饮食调整，再加上按时用药，缺一不可。要是还这么放任体重，并发症迟早找上门。"

老陈最怕运动，但还是咬咬牙去了小区健身房。可刚踏上跑步机没几分钟，双腿就像灌了铅，粗气直喘，汗如雨下。好不容易撑过半小时，第二天，大腿、小腿的肌肉酸痛得厉害，碰都碰不得，下楼都得扶着栏杆。

一周过去了，这酸痛劲儿丝毫没减，老陈满心沮丧的同时，也一肚子疑惑。虽说自己疏于锻炼，但也才45岁，不至于这么狼狈吧！是自己心理问题，还是太过胖，或者是得了糖尿病的原因？

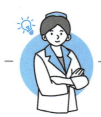

快问快答

问　为什么糖尿病患者一运动就感觉很累，很难恢复？

答：这个原因比较复杂，主要是由糖尿病导致的能量代谢异常造成的。

糖尿病患者一般存在胰岛素分泌不足或作用缺陷的问题。当胰岛素功能出现问题时，葡萄糖便不能顺利进入细胞。在运动时，身体需要比平时更多的能量来支持肌肉收缩，正常情况下主要靠葡萄糖氧化分解来提供，但糖尿病患者由于无法有效利用葡萄糖，身体会转而分解脂肪和蛋白质来提供能量。这个过程相对复杂且效率较低，所以身体会更快地出现疲劳感。而且，长期的高血糖还会抑制肌肉中的蛋白质合成，导致糖尿病患者肌肉量减少。肌肉量不足会使肌肉力量减弱，在运动时更容易疲劳。

怎样缓解这种情况呢？需要糖尿病患者循序渐进地运动。运动前做好热身，可以先利用 5～10 分钟的时间慢走、活动关节，先从低强度的运动开始，像散步、健步走，之后再根据身体状况增加强度。

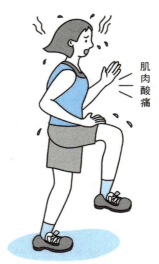

肌肉酸痛

在运动过程中，注意补充水分，避免脱水导致疲劳，还可以适当补充电解质。运动后要做拉伸，帮助放松肌肉，减轻酸痛。每次运动时间可从 15 分钟开始，逐渐延长。另外，平时要注意血糖监测，确保血糖控制在合理范围，也能减轻运动疲劳。

知识拓展

为什么运动会让肌肉酸痛

人体剧烈运动时，肌肉获取能量不足就会进行无氧代谢，这时葡萄糖会分解产生乳酸堆积在肌肉里，产生酸痛的感觉，这种酸痛一般 1～2 天可自行缓解。久不运动的人突然开始剧烈运动，还可能造成细微的肌肉损伤，从而引发炎症反应，刺激神经末梢，导致疼痛，这种疼痛需要一周左右的时间自行缓解。

运动前后有必要监测血糖吗？

老陈最近每天去小区公园跑步，因为坚持运动也有半个月时间了，没发生什么意外，就没有把测血糖当回事儿。

这天，老陈没跑一会儿，就感觉浑身不对劲，心慌得厉害，像有只兔子在嗓子眼儿乱蹦，额头直冒冷汗，腿也软得迈不开步了。老陈心里"咯噔"一下，意识到可能是低血糖了，赶忙扶着旁边的树干，想歇一歇缓过来。

可症状越来越严重，眼前开始冒金星了，脑袋也晕乎乎的，差点一头栽倒在地。幸亏旁边有位热心的大爷，眼疾手快地扶住了他，还帮忙喊来了老陈的家人。家人心急火燎地赶来，赶紧给老陈喂了半颗糖，又送回家里。

经过这一遭，老陈后怕不已，瘫坐在沙发上，脸色煞白，心里直懊恼："早知道运动前该测一下血糖，差点儿出了意外，这运动减肥的路还长着呢，可不敢再这么莽撞了。"

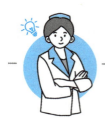

快问快答

问　运动前后有必要监测血糖吗？

答：很有必要。

血糖水平会直接影响运动的安全性和有效性。如果血糖过高（一般大于16.7mmol/L时），运动可能会使血糖进一步升高，因为运动时身体会分泌肾上腺素等激素，这些激素会刺激肝脏释放葡萄糖，从而加重高血糖状态。而且，在高血糖状态下运动，还会增加糖尿病酮症酸中毒的风险。相反，如果血糖过低（一般小于 3.9mmol/L），运动可能会导致低血糖的发生。运动本身会消耗能量，而低血糖状态下身体内可利用的葡萄糖有限，在运动过程中，肌肉等组织对葡萄糖的摄取增加，就容易引发低血糖症状，如头晕、心慌、出汗、手抖等，严重的低血糖甚至会导致昏迷、惊厥，危及生命。

运动后如果有明显的不适感，也有必要监测血糖。一来防止运动过后血糖过低；二来预防运动过后身体的应激反应带来的血糖反跳。运动后监测血糖可以及时了解血糖变化，并及时采取有效措施。

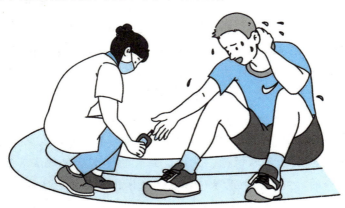

知识拓展

运动后的应激反应

"运动让人快乐"这句话一点也不假。在运动过程中，身体能量代谢急剧增加，肌肉活动频繁，身体的氧气需求量和二氧化碳产生量大幅上升。为了应对这些变化，身体会分泌肾上腺素和皮质醇来促使肝脏释放葡萄糖，避免由能量不足导致身体机能受损，这就是应激反应。在释放这些激素的同时，交感神经系统也会受到刺激而变得兴奋，所以人就会感到快乐，甚至精神亢奋。

哪些情况不建议运动？

老陈这段时间血糖控制得还算平稳，心里稍稍有些得意。这天清晨一起床，他就觉得脑袋昏沉沉的，一量体温，38.2℃，不知道是不是夜里着凉了，有些发烧。老陈觉得没大碍，认为还是坚持运动更重要，于是全然不顾身体的不适，穿戴整齐出门慢跑了。

然而，还没跑多远，老陈就感觉浑身乏力，双腿像灌了铅一样沉重。他想着"再坚持一下，等出了汗说不定就好了，血糖也能降得更好"。于是，老陈坚持慢跑，但随即他的呼吸越来越急促，胸口憋闷得厉害，眼前的景象开始模糊、晃动，豆大的汗水从双颊滚落下来，但浑身却是冷的。突然，他两眼一抹黑，身体就不自觉地往前栽去。

好在路过的邻居发现老陈情况不对，赶紧将他扶住，呼叫了急救车。到了医院一检查，医生连连摇头，严肃地说道："你本身有糖尿病，发烧的时候身体处于应激状态，代谢紊乱，血糖本就不稳定，这时候还强行运动，心脏负担过重，差点就出大问题了！"

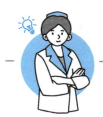

快问快答

问 糖尿病患者在哪些情况下不建议运动？

答：一般来说，当血糖过高或过低，抑或出现发热情况和严重并发症时，都不宜运动。

当空腹血糖大于 16.7mmol/L 时，不建议运动。这时，身体可能已经处于糖尿病酮症酸中毒的边缘或者已经发生酮症酸中毒，运动会加重酮症酸中毒的症状。当空腹血糖小于 3.9mmol/L 时，也不建议运动。此时身体能量供应不足，运动可能会引发低血糖症状，如头晕、心慌、手抖、出汗、饥饿感、视力模糊，甚至意识丧失、惊厥等。

当糖尿病患者出现感染（如泌尿系统感染、肺部感染等）或者发热症状时，身体处于应激状态，代谢会加快，电解质也会失衡。此时运动可能会导致身体负担过重，加剧血糖的波动，从而危及生命。

当糖尿病患者出现一系列并发症，如心血管并发症，包括高血压、不稳定型心绞痛、严重心律失常等情况，运动会加重心脏负担，导致心脏功能进一步受损，甚至引发心源性猝死。

出现眼部并发症时，运动可能会导致眼压升高、视网膜出血。出现糖尿病足的患者，强行运动容易导致溃疡恶化，甚至引发截肢等严重后果。

以下情况不适合运动

急性感染

严重视网膜病

严重肾病

下肢坏疽或破溃

血压过高

血糖控制不好

心肺功能不全

知识拓展

运动时嘴里有烂苹果味儿

糖尿病患者由于体内胰岛素缺乏，在运动时，身体会通过大量分解脂肪来提供能量，这个过程会产生酮体，其中丙酮会通过呼吸和尿液排出体外，从而产生特殊的烂苹果味儿。如果患者同时伴有极度口渴、多尿、乏力、恶心、呕吐、呼吸快等症状，那么酮症酸中毒的可能性就比较高。

每天快走多少步合适？

老陈上次因莽撞运动差点儿酿成大祸，心有余悸之下，决定改慢跑为健步走，每天一万步打底。刚开始那几天确实很累，但老陈咬咬牙就撑下来了。没承想，没几天腿就隐隐作痛，尤其是膝关节附近，一走起来就像有根针在扎一样。

家人劝他去看看医生，老陈却满不在乎。两个月后，老陈的腿疼越发严重，连正常走路都一瘸一拐了。这下他不敢再耽搁，赶忙到医院检查，结果医生说这是半月板磨损了。医生看着片子，无奈又严肃地说道："你本身就有糖尿病，关节恢复能力本就弱些，天天过量健步走，膝盖长期承受压力，半月板哪受得了。这下可好，往后运动都得受限了。"老陈呆坐在那儿，满心懊悔，只恨自己当初不听劝，因无知把身体折腾成这样。

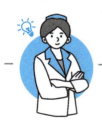

快问快答

问 **糖尿病患者每天健步走多少步合适？**

答：正常来说，有运动条件的患者每天快走 5000 ～ 10000 步是没问题的，但也要视情况而定。

正常来说，每天健步走 5000 ～ 10000 步可以帮助糖尿病患者有效消耗热量，促进身体的新陈代谢，增强胰岛素的敏感性。而且，这个运动量一般不会给身体造成太大负担，比较容易长期坚持。但如果患者身体较为虚弱，或者是刚开始运动的老年人，每天走 3000 ～ 5000 步就足够了。当血糖波动较大，或者存在糖尿病足等并发症时，更要谨慎调整步数，避免由过度运动导致血糖异常或者加重足部损伤。在这种情况下，最好先咨询医生，以确定合适的步数。不过，医生的建议也要结合自身情况而定，如果患者在运动过程中感觉不适，出现心慌、气短、腿部疼痛等症状，应立即自行停止运动，调整步数和速度。

当然，身体状况较好、平时运动较多的糖尿病患者，可以适当增加步数，超过 10000 步也是可以的。但无论哪种情况，糖尿病患者都不可忽略自身情况地盲目追求步数，这样效果则适得其反。

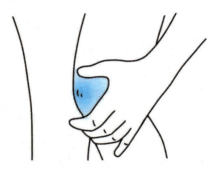

知识拓展

健步走要走多快

一般来说，健步走要求每分钟走 100～120 步，属于中等强度的运动。按照这个速度，每天走 5000～10000 步，可以分配在 30～60 分钟内完成。这样的运动强度和时间搭配有助于身体持续消耗血糖，同时又不会使身体过于疲劳。

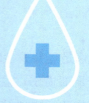

哪些运动对糖尿病患者友好?

医院检查单上那醒目的"半月板磨损"几个大字一直萦绕在老陈心头,他满心懊悔,开始反思过去一年在运动上栽的跟头。他一开始盲目认定运动越多越好,一开始就选择跑步,结果差点因低血糖丢了小命;后来改健步走,不顾身体的酸痛警示,每天10000步起,结果把半月板磨损,现在走两步膝盖都疼。

老陈彻底冷静下来,心想"看来真不能逮着一项运动就往死里磕,可到底怎样才能找到适合自己的运动呢"?他瞅着窗外小区里锻炼的人群,有打太极的大妈、有骑自行车的大爷,看起来都轻松惬意。老陈试着在屋里活动活动腿脚,刚走两步,膝盖就传来刺痛。不禁心想,现在适合糖尿病患者的运动都有哪些呢?

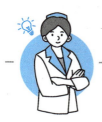

快问快答

问 哪些运动对糖尿病患者友好?

答:一般来说,有氧运动、力量训练和传统的养生运动都比较适合糖尿病患者,可综合自身身体状况、血糖水平、并发症情况灵活选择。

除快走和慢跑外,适合糖尿病患者的运动还有游泳、骑单车等。如果迫于关节压力,不能进行慢跑和快走运动,那么游泳是不错的选择。游泳是一种全身性的运动,对关节压力小,适合大多数糖尿病患者。在水中运动时,身体需要克服水的阻力,这会消耗更多的能量。而且,游泳可以锻炼到全身的肌肉，包括上肢、下肢、核心肌群等。不同的泳姿，如自由泳、蛙泳等，还能有针对性地锻炼不同的肌肉群。

骑单车，也就是骑自行车能有效锻炼腿部肌肉。在骑行过程中，腿部肌肉的收缩和舒张会促进血液回流，增强心肺功能。对于糖尿病患者来说，这有助于改善下肢血液循环，预防糖尿病足等并发症。室内单车还可以根据自己的体力和时间灵活调整运动强度和时长，并且不受天气等外部因素的影响。

力量训练包括借助器械进行手臂、大腿、腹部等肌肉群的训练，如果没有器械，还可以随时随地进行深蹲、平板支撑、俯卧撑等。

中国传统养生运动也十分适合糖尿病患者，如太极拳、八段锦、五禽戏。糖尿病患者可以参考网上教程进行学习锻炼。

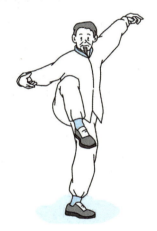

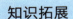

知识拓展

八段锦

八段锦是一种古老的养生功法，它分为八段，每段一个动作，每个动作都有特定的功效。动作简单易学，通过伸展、扭转等动作，就能够促进身体经络畅通，调节脏腑功能。八段锦对身体的柔韧性和力量要求不高，适合糖尿病患者，长期练习可以增强体质，提高身体的自我调节能力。

怎样判断运动强度是否适合自己？

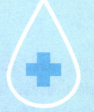

老陈的腿伤慢慢好转，但他心里的阴影却没有消散。上次运动不当带来的苦头，让他彻底没了往日的莽撞劲儿，满心都在琢磨怎么才能找到适合自己的运动。他认为，自己最大的问题是不知道如何判断运动的强度是否适合自己，以至于长时间沉浸在某一运动项目上，导致自己运动过度。

想到这里，老陈看到邻居大爷正气定神闲地打太极，一招一式如行云流水，看着简单又轻松，让他心生羡慕，于是偷偷跟着比画了两下，但膝盖马上传来一丝酸痛。老陈立马收住了动作，意识到身体还没彻底恢复，不能再贸然尝试。老陈想，看着别人做容易，自己做就不行，还是要判断运动的强度到底是否适合自己，但该怎么判断呢？

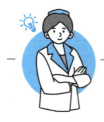

快问快答

问 **有什么标准来判断运动强度是否适合自己吗？**

答：除了运动前后及时监测血糖、心率，还可以根据疲劳程度、呼吸状态以及解除疲劳所需的时间来判断。

如果运动后血糖下降了 1 ～ 3mmol/L，并且没有出现低血糖症状，说明运动强度比较合适；如果运动后血糖下降超过 3mmol/L 或者出现低血糖，那就说明运动强度过大；如果运动后血糖不降反升，可能是运动强度过大引发了身体的应激反应，或者这项运动不适合自己。

如果运动后感觉极度疲劳，一整天都无精打采，甚至疲劳到晚上辗转难眠，那说明运动强度过大了。如果运动强度合适，即便身体有些酸痛，一般1～2天就能恢复。但如果酸痛持续3～5天，甚至更长时间，出现关节疼痛、肿胀等情况，则表明运动强度对身体造成了过度负担。

在运动过程中的呼吸状态也可以判断运动强度的适宜性，如果能轻松与旁人交谈，只稍微有点儿气喘，这属于中等强度，比较适合大多数糖尿病患者；如果运动时喘得厉害，无法连贯说出完整的句子，那就意味着强度过高。

运动过后，心率一般在5～10分钟可以恢复正常，如果超过10分钟，心率仍不能恢复正常，则说明运动量过大，应适当减少运动量。

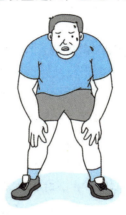

知识拓展

心率判断法

最直观的方法是用心率来判断运动强度。这里有两个公式，可以计算出适合自己运动的心率范围，即"（220-年龄）×0.6 和（220-年龄）×0.8"。（220-年龄）×0.6 对应的是中等运动强度的下限心率，（220-年龄）×0.8 对应的是中等运动强度的上限心率。心率在这个区间内，说明该运动可以有效提高心肺功能、消耗热量，同时又不会过于疲劳或者引发过度的身体应激反应。

糖尿病患者是空腹运动好，还是餐后运动好？

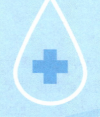

老陈腿伤彻底好了之后，一心想把运动计划重新执行起来，可又是在餐前运动还是餐后运动这件事上犯了难。

听人家说，空腹状态下运动才能充分燃脂，也更有利于控糖，于是老陈没测血糖就径直出门了，打算沿着小区慢跑几圈。可才跑了没一会儿，老陈就感觉不对劲，脑袋晕乎乎的，眼前直冒金星，手脚也开始不受控制地微微颤抖。他强撑着靠在路边的树上，心里暗叫不好，一摸口袋，出门匆忙连块糖都没带。好在一位带孩子的妈妈塞给他一颗水果糖，老陈这才缓过来。

有了这次惊险遭遇，老陈不敢再贸然空腹运动了。可到了餐后，新问题又来了。上次吃完饭后半小时，他出门快走，本以为万无一失，结果没走多远，肚子就一阵绞痛，胃里翻江倒海，只能折返回家。老陈赶忙联系了相熟的"糖友"，"糖友"告诉他，餐后不能立刻运动，得歇半小时到一个小时，给肠胃留足消化的时间。老陈心里暗暗叫苦，餐后过一个小时，那不又成了空腹运动吗？

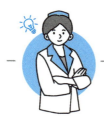

快问快答

问 糖尿病患者究竟是空腹运动好，还是餐后运动好？

答：对于糖尿病患者来说，餐后运动通常是更好的选择。

在进食后，血糖会升高，此时运动可以利用升高的血糖来提供能量，有助于降低餐后血糖峰值。餐后进行快走、骑自行车这类中等强度的运动，能够有效减少血糖的波动。如果某一餐吃了较多碳水化合物，那么餐后运动对于控制血糖升高就显得更加重要。餐后运动还可以有效避免空腹运动导致的低血糖风险。空腹时，身体内血糖水平较低，体内糖原储备有限，运动时身体会快速消耗血糖，而糖尿病患者自身血糖调节能力相对较弱，容易出现低血糖症状，如头晕、心慌、手抖等。

当然，如果患者血糖控制得很好，空腹血糖在正常范围内，且运动前没有服用会导致低血糖的药物，那么也可以适当进行一些低强度的空腹运动，如短时间散步、快走等。一旦运动过程中出现轻微头晕、饥饿感等，要立即停止运动并补充糖分。

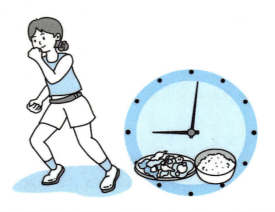

知识拓展

怎样选择运动鞋

很多上年纪的糖尿病患者喜欢穿软底的布鞋运动，一来轻便；二来价格便宜。但这种布鞋没有专业运动鞋所特有的缓冲性能，后跟也缺少稳定性和防扭伤设计，导致脚踝和足弓缺少有力的支撑。因此，考虑糖尿病可能存在的足部病变风险，建议"糖友"选择尺码合适、透气良好、具有稳定性和支撑性设计，能让踝关节和膝关节得到缓冲的专业运动鞋。

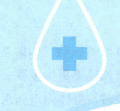

运动时总想喝水
怎么办?

　　老陈吸取了之前运动的种种教训,这回无论是运动时间还是装备都精心准备了一番。他挑了双减震又透气的运动鞋,还特意戴上运动手环监测心率,且在吃完早餐后 1 个小时才出门健步走。

　　这时,太阳已经日晒三竿,老陈没走多久就觉得嗓子干得冒烟,嘴里渴得厉害。他瞧着不远处有个小超市,急忙奔了过去,拧开一瓶矿泉水,"咕咚咕咚"大口灌了起来,一瓶水下肚,燥热感才稍稍褪去。

　　可继续往前走时,老陈感觉肚子沉甸甸的,胃部一阵翻涌,只能放慢脚步,但越走得慢,步伐越沉重、拖沓,没等缓过劲儿,他又口渴难耐了,于是又豪饮了一气。也许是喝水太多了,没走几步,老陈就感觉尿急,不得不四处找卫生间。结果,一上午过去了,老陈不是口渴就是在找厕所。回去后,一测血糖值,竟比往常高了些。老陈纳了闷,难道是喝水太多影响了血糖?

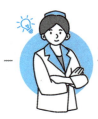

快问快答

问　运动时总想喝水怎么办?

答:要学会科学补水。

　　糖尿病患者本身血糖较高,血糖会使血液的渗透压升高,使身体处于一种相对高渗的状态,从而刺激大脑的口渴中枢,让人产生总是口渴的感觉。再加上运动使身体代谢加快,夏季水分流失快,糖尿病患者更会觉得口渴难耐。

及时饮水是必要的，但要合理控制，建议糖尿病患者少量多次地喝水，不要等口渴了再豪饮。建议每次喝 100～150 毫升，每隔 15 分钟左右喝一次。这样既可以补充水分，又不会因为一次性大量饮水导致胃部不适或者加重心脏负担。如果运动时间超过 1 个小时，可以饮用一些含有少量电解质的低糖饮料。

如果血糖控制不佳，出现了高血糖症状，如特别口渴、多尿等，饮水后要密切关注血糖变化，因为喝水会暂时稀释血液中的血糖浓度，但随着水分的吸收和代谢，血糖有可能再次升高。同时，要注意观察是否出现水肿等情况，特别是对心肾功能不全的糖尿病患者，过量饮水可能会加重水肿。

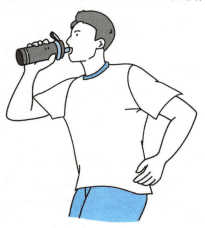

知识拓展

运动时怎样选择服装

运动时，最好选材质透气、吸汗的衣物，像棉质运动服、速干运动服就利于汗液挥发，保持皮肤干爽，降低因潮湿引发皮肤感染的风险；衣服应合身但不紧绷，方便肢体伸展；若长时间在户外，还需要穿戴防晒衣帽，以抵御紫外线，全方位保障运动舒适与健康。秋冬季节可以采用洋葱式穿衣法，多穿几层薄款的衣服，方便随时穿脱。

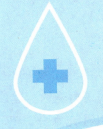

运动时扭伤关节该
怎么处理?

　　老陈这段时间的运动渐入正轨,自觉状态不错,那天健步走时,心思飘到了新学的降糖食谱上,没留意脚下凸起的一块地砖,右脚踝猛地一扭,一阵剧痛瞬间袭来。

　　老陈"哎哟"一声,单脚蹦了几下,然后坐在地上,揉了揉受伤的脚踝,想着平日里磕磕绊绊也常有,没什么大惊小怪的,便站起来活动了活动,发现还没到走不了路的程度,于是咬咬牙,自己一瘸一拐地往家走了。到家后,老陈简单拿热毛巾敷了敷,就照常走路了。

　　日子一天天过去,老陈的脚踝却不见好转,脚踝处青紫淤血不但没有消散,还越发暗沉。家人看着心急,催他去医院瞧瞧,老陈却还嘴硬:"哪有那么娇贵,养养就好了。"眼见着又一个月过去了,脚踝的肿胀消了又起,反反复复。走路时,脚踝就像被无数根针扎着,老陈这才慌了神,赶忙在家人的搀扶下去了医院。

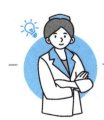

快问快答

问 **运动时扭伤关节该怎么处理?**

答:关节扭伤的问题可大可小,必须重视起来。

　　轻微的关节损伤,如踝关节扭伤,或许仅表现为短暂的疼痛与轻微肿胀,及时停止运动,稍加休息加上冰敷就能缓解。后续减少该关节活动量,几天内便能恢复如常。然而,严重的关节损伤则截然不同,极有可能涉及韧带撕裂、半月板破裂这类棘手的状况，需要及时就医。

学会正确的加压包扎有助于减轻运动损伤带来的肿胀。可以使用弹性绷带，但包扎不能过紧，以免影响血液循环。应从受伤部位的远端开始包扎，如小腿受伤，从脚踝开始向膝盖方向包扎。如果包扎后出现疼痛加剧、皮肤麻木或青紫等情况，应立即松开绷带。

恢复期，要将受伤的肢体抬高，使其高于心脏水平，这样可以利用重力作用，促进血液和淋巴液回流，减少肿胀。对于一些较严重的关节损伤，需要使用辅助器具来减轻关节的负担，如膝关节支具或护膝，可以提供额外的支撑，帮助关节恢复。

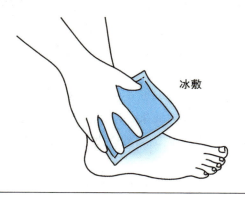

冰敷

知识拓展

及时冰敷很重要

一般来说，在损伤后的 72 小时内，冰敷是关键。用冰袋或者冷毛巾敷在受伤部位，每次冰敷 15～20 分钟，每天 3～4 次。冰敷可以收缩血管，减少出血和肿胀，缓解疼痛。注意，冰袋不要直接接触皮肤，最好用毛巾包裹，以免冻伤皮肤。

为什么一直坚持运动，血糖却不降？

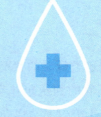

老陈在碰壁几次后，终于摸清了适合自己的运动，也懂得怎样在运动时科学地补水，怎样处理运动损伤了。接下来，他一口气买下好几套运动行头，还找到一个运动搭子，准备好好锻炼一下身体。

然而，一个月后，老陈又开始眉头紧锁了，运动搭子老张瞧见他这副模样，打趣道："坚持不住了吧？"老陈无奈地叹口气："那倒不是，就是天天没少走步，可血糖就是降不下来。"

老张思忖着说道："我不是糖尿病患者，但我知道如果想减肥，光走路不行，得有氧运动和无氧运动结合起来，而且运动要有规律，不能断断续续。"

老陈听了想到，不管是减肥还是降血糖，大概都是一个意思，难道是没有将有氧运动和无氧运动结合起来的原因吗？

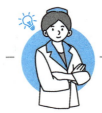

快问快答

问 为什么一直坚持运动，血糖却不降？

答：并不是只要运动了就能降血糖，还要掌握运动的方式方法，持之以恒才能有效降糖。

当散步、走步这种有氧运动成了机械式运动，每天按照相同的频率、相同的节奏，走相同的步数、用相同的时间，那么它就成了一种"做动作"，当身体习惯了这种动作，自然就起不到降血糖的作用了。

所以，做运动要灵活，最好将有氧运动和无氧运动结合起来。有氧运动属于一种中等强度、节奏性强、可以持续很长时间的运动，这种运动适合体力不佳的老年人。正常情况下，"糖友"应该结合无氧运动。无氧运动是相对有氧运动来说的，它强度高，需要较强的肌肉爆发性，所以很难持续长时间，而且疲劳消退的时间也慢。但在长时间的有氧运动中夹杂一些无氧运动，可以大幅度提升运动效果，从而帮助降糖，提升心肺功能。

　　另外，运动贵在持之以恒，有条件的话应每天坚持、不间断，如果体力不佳，每周可进行 3 ～ 5 次运动，两次运动的间隔时间不要超过 3 天。同时，要保持运动量基本稳定，不能忽大忽小。

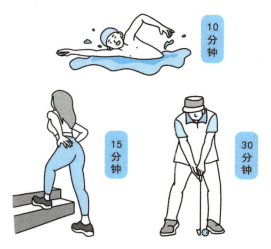

知识拓展

1 型糖尿病运动降糖效果不大

　　身体代谢血糖需要一定的胰岛素水平，但 1 型糖尿病患者没有胰岛素，是无法正常转换糖原的，这样血糖就不能被肌肉利用。所以 1 型糖尿病患者通过运动降糖的效果就不大，而且有的也无法承受较大的运动量，这时应遵医嘱选择适合自己的运动。

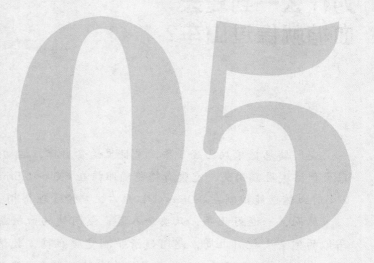

四时有律，不让血糖过山车

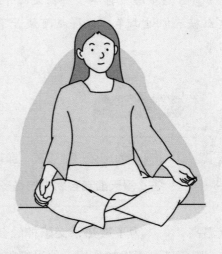

为什么一到夏天，
血糖就像过山车？

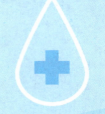

赵阿姨患糖尿病已经5年，平日里饮食自律，运动也从不偷懒，每天严格遵医嘱用药，空腹血糖稳稳维持在6.0～6.5mmol/L，餐后2小时血糖也能控制在8.0mmol/L左右，病情管理得相当不错。

然而，一连好几年，只要一入夏，赵阿姨的血糖就跟脱缰的野马似的完全失控。上周，赵阿姨清早测空腹血糖，数值一下蹿到了9.5mmol/L，把她吓了一跳。于是她中午特意少吃了半碗米饭，餐后还散步半小时，本以为血糖能稳住，结果一测，餐后2小时血糖竟高达11.5mmol/L。

傍晚时分，暑气稍退，小区里不少人都出来乘凉，赵阿姨趁凉快多活动了会儿，谁料运动完，心慌手抖、冒冷汗，一测血糖低至3.5mmol/L，赶忙吃了块糖才缓过劲。夜里燥热难耐，翻来覆去难以入眠，凌晨3点多醒来再测，血糖又回升到了7.0mmol/L。

这血糖就像过山车，搅得赵阿姨苦不堪言，但就是搞不明白是怎么回事。

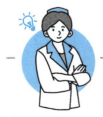

快问快答

问 为什么一到夏天，血糖就像过山车？

答：夏天血糖容易失控是多种因素造成的结果。

夏季气温高，人体为了散热，交感神经会处于兴奋状态，这会导致胰岛素抵抗增加，阻碍胰岛素发挥作用，使得细胞对葡萄糖的摄取和利用减少，血糖就会升高。而且，夏季人体分泌的一些应激激素，如皮质醇等也会增多，这些激素会对抗胰岛素的降糖作用，进一步升高血糖。

夏天水果丰富，天气闷热难耐时，很难忍得住不吃水果和冷饮的，但大多水果和冷饮含有较高的糖分，像西瓜虽然含糖量不高，但如果一次吃几块就会超标，使血糖飙升。

夏天由于天气炎热，人们变得懒得动，运动量相对减少了不少。运动量减少后，身体消耗的能量降低，血糖就容易升高。有些患者会选择在清晨或者傍晚相对凉爽的时候进行运动，但是如果运动强度过大或者时间过长，又没有及时补充能量，就容易导致低血糖，使血糖出现先低后高的波动，造成血糖过山车式的变化。

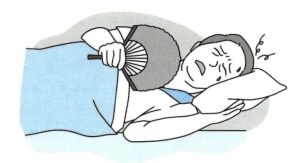

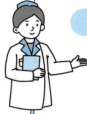

知识拓展

稳定血糖，睡眠很重要

夏天夜晚闷热，很多人的睡眠质量会直线下降。睡眠不足会影响激素的分泌，如会使生长激素分泌增加，生长激素则会升高血糖。同时，睡眠不好还会影响胰岛素的分泌和作用，使得夜间血糖升高，进而影响全天的血糖波动。

秋天容易贴秋膘，
该怎么办？

　　赵阿姨好不容易熬过了炎热的夏天，迎来了凉爽的秋天。秋风习习，吹得人心情格外舒畅，伴随着好心情，赵阿姨的食欲也好了起来。或许是因为夏季饮食节制得太狠，又或许是秋天凉爽的气温刺激了食欲，赵姨发现自己最近总是馋得厉害。以往路过街边的小吃摊，她都能目不斜视地走过去，如今却总是忍不住停下脚步买上一点。

　　回到家后，饭菜也比往常多吃了不少，每餐都吃得肚子圆滚滚的。就这样，仅仅一周的时间，赵阿姨一称体重，发现竟然增加了4斤。这可把她吓了一跳，她深知体重增加对自己糖尿病病情的不利影响。原本稳定的血糖，在这一周也开始有了波动，空腹血糖偶尔会超过7mmol/L，餐后血糖更是屡屡升高。赵阿姨心里又急又悔，怪自己没能管住嘴。

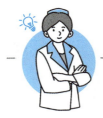

快问快答

问　为什么秋天总是食欲大增？糖尿病患者该怎么办？

答：要更严格地控制饮食和体重，增加运动量，从而安
全地度过"多事之秋"。

　　随着天气转凉，人体为了更好地适应寒冷环境、储存御寒脂肪，本能地会增加热量摄入。从生理角度来看，凉爽的气温会刺激人体的神经系统，使得胃肠道蠕动加快，消化液分泌增加，从而让人食欲大振。同时，秋季丰富的食物供应，如各种成熟的谷物、果实以及肥美的肉类等，也会让人难以控制食

量，不自觉地就会进食过量。

对于糖尿病患者来说，这可不是贴秋膘那么简单，是会严重影响血糖的。进食过量会直接导致血糖快速上升，同时，交感神经受寒冷刺激，会分泌儿茶酚胺类物质，而这类物质会抑制胰岛素的分泌并促进糖原分解，使血糖升高。

所以，在饮食上，糖尿病患者要更加严格控制总热量摄入，遵循低糖、高纤维、适量蛋白质和脂肪的原则，多吃蔬菜、全谷物、豆类等，控制每餐的分量和进食速度，避免暴饮暴食。

秋天气温容易骤降，从而给心血管造成负担，因此秋天应该多增加户外运动，让身体逐渐适应冷空气的侵袭，并稳定体重和血糖。

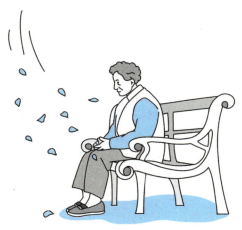

知识拓展

秋天要注意精神调养

2型糖尿病被认为是阿尔茨海默病和抑郁症的重要风险因素，而秋天的天气变化又容易给人的生理、心理带来一定的影响，长年患病的人更容易伤感、抑郁，因此秋天要更加注意精神调养。糖尿病患者可以在秋天出门旅游，在大自然中陶冶情操，愉悦身心。

冬天如何预防冻疮
和糖尿病足？

    冬天来了，赵阿姨在南方定居的女儿邀请她前去过冬，赵阿姨满心欢喜，认为南方温暖，能躲过北方的严寒了。结果，去了南方，赵阿姨才知道南方的冬天又湿又冷，室内还没有暖气，甚至比室外还要冷。

    一个月过去了，赵阿姨发现自己的手脚有些不对劲，一开始，只是手脚冰凉，怎么也暖不过来。接着，手脚关节出现轻微的麻木和刺痛，但她没有在意。然而没过多久，手脚关节处又疼又痒，给她的生活造成很多不便。赵阿姨去医院检查才知道是得了冻疮，而且，医生说冻疮对糖尿病患者来说可不是小事，应该早点预防才行。赵阿姨虽然是个北方人，但从小没被冻伤过，哪能想到自己竟然在南方被冻伤。

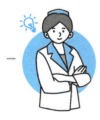

快问快答

问　**冬天该如何预防冻疮和糖尿病足？**

答：一般来说，应从以下方面关注脚部健康。

    在日常穿着上，务必选择宽松、柔软、保暖且透气性佳的棉鞋，避免过紧的鞋子对足部造成压迫，影响血液循环。勤换袜子，保持足部处于清洁、干燥的环境，防止因潮湿滋生细菌或真菌。

    每晚坚持用37℃左右的热水泡脚15分钟，这不仅有助于足部防寒保暖，还能有效改善局部血液循环。但需要特别注意水温的控制，因为糖尿病患者足部感觉迟钝，水温过高易导致烫伤而不自知，引发严重后果。

另外，糖尿病患者还要格外留意防止跌伤，可减少家中的障碍物，行走时放慢脚步，避免碰撞。积极治疗足癣等皮肤病，若有瘙痒症状，绝不能用手撕脚皮或擦脚趾止痒，而应采用温和的药物治疗。

定期进行足部检查是关键，仔细查看足部有无皮肤破损、水泡、红肿等异常情况。一旦发现问题，立即就医，切勿自行处理，以免延误病情，致使感染扩散。

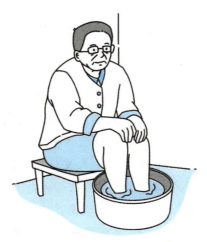

知识拓展

糖尿病患者迟钝的感觉神经

高血糖会损伤足部的感觉神经，使患者对疼痛、温度等变得迟钝。因此，糖尿病患者如果足部被扎了小钉子或者被烫伤了，可能都无法及时察觉，这样就不能第一时间进行处理，伤口容易在不知不觉中加重、感染，为足部病变埋下隐患。

春季一定要多"捂"吗?

　　好不容易挨到了春天,赵阿姨心想总算可以外出踏青了。于是,天气刚转暖没几天,赵阿姨就迫不及待地换上了单薄的衣衫。出门买菜、散步时,也不再像冬天那样小心翼翼。去公园晨练时,看到别人都穿着轻便,她也跟着把厚毛衣脱了,只穿了一件薄卫衣。

　　然而,春季的天气就像小孩儿的脸,说变就变。赵阿姨这一不注意,就感冒了。没想到,春天的感冒特别棘手,时好时坏,本以为要好了,结果出门吹了一阵凉风,又发烧了。躺在床上的赵阿姨浑身无力,头疼欲裂,原本规律的生活被彻底打乱。

　　感冒让赵阿姨的身体处于应激状态,血糖也跟着失控了。空腹血糖常常超过8mmol/L,餐后血糖更是高得吓人,有时能达到13mmol/L。她这才意识到,自己小瞧了春季保健的重要性。

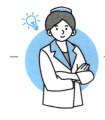

快问快答

问　春季糖尿病患者该怎么保健?一定要多"捂"吗?

答:"春捂秋冻"有一定的道理。

　　春季气温回升,不过天气多变,有时暖如初夏,有时寒似隆冬。适当"捂"可预防气温骤降带来的寒冷刺激,减少感冒等疾病的发生概率。春季是流感、肺炎等呼吸道疾病的高发季,糖尿病患者由于自身免疫力较弱,一旦感染,血糖容易波动且难以控制。因此,在衣物增减上要依据天气灵活选择,出门前多关注天气预报,可随身携带薄外套以便随时增减。当气温稳定在15℃

以上且阳光充足时，就不用再"捂"了，可适度减少衣物，但早晚温差大时仍需注意保暖，特别是足部，避免因着凉引发糖尿病足等并发症。

春季气温变化对血糖控制有较大影响：气温升高时，人体新陈代谢加快，胰岛素分泌可能相对减少，血糖易升高；乍暖还寒时，身体应激反应也可能导致血糖波动，所以要增加血糖监测频率。

春天，应尽可能选择在风和日丽的上午 9 ～ 11 点或下午 3 ～ 5 点进行锻炼，如慢跑、八段锦等。春季容易犯困，糖尿病患者要保证充足睡眠，遵循早睡早起的作息规律，避免熬夜，这样利于血糖平稳和身体机能的恢复。定期到医院复查相关指标，根据医生的建议调整运动方案，全方位保障身体健康。

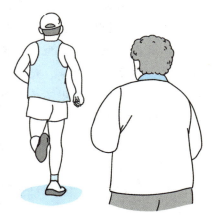

知识拓展

春季的饮食

春季新鲜蔬果开始上新，糖尿病患者的选择大大增多，可多食用春笋、莴笋等低糖高纤维蔬菜，增加饱腹感且有利于血糖稳定。但要警惕一些春季特色食物，如青团。青团是由糯米混合白糖制成的，含有大量的碳水和糖分，食用时需要严格控制量。

紧张焦虑，会影响血糖吗？

林女士在一家竞争激烈的企业工作，时常加班赶项目，精神常处于紧绷状态。回到家后也不能休息片刻，还要辅导两个孩子功课，照顾他们的生活起居。林女士就像上了弦一样，每天忙得不可开交。

其实五年前，林女士就确诊了2型糖尿病。患病后，她觉得生活的压力更加沉重了。由于工作忙碌，她常常忘记按时吃药，饮食也难以规律控制。工作已经让她焦虑不已，家庭琐事又常常令她疲惫不堪。这种状态导致她的血糖一直稳定不下来。所有人都劝她放下工作和家庭，住院调理，但她总是有太多顾虑，担心自己的身体状况会越来越差，无法陪伴孩子成长，也害怕因为疾病影响工作，失去经济来源……就这样，林女士的病情越来越重。

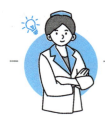

快问快答

问　长期紧张焦虑，也会影响血糖吗？

答：会的，尤其不良情绪会导致血糖失控。

当糖尿病患者陷入紧张焦虑情绪时，交感神经会被瞬间激活，变得十分兴奋，身体会疯狂分泌肾上腺素。肝脏收到这一信号后，为给应激状态下的大脑、肌肉等关键器官提供充足能量，便急忙将储存的糖原释放进血液，从而直接推高了血糖水平。

与此同时，神经内分泌系统在负面情绪的干扰下也乱了阵脚，胰岛素分泌受到显著抑制。胰岛素分泌的减少，意味着血糖进入细胞的通道受阻，只能在血液里不断堆积，致使血糖居高不下。

由不良情绪导致的血糖升高，需要通过情绪疏导来控制。首先要学会情绪觉察与排解，既可借助冥想来排解不良情绪，即每天清晨或睡前静思 15 分钟，专注呼吸，排空杂念；也可通过一些兴趣爱好来转移注意力，也就是学会忙里偷闲，给自己多一点空间。其次，运动调节不可或缺，慢跑、瑜伽等有氧运动每周 4 ~ 5 次，每次 30 分钟以上，有助于促进身体代谢，助力血糖消耗。最后，患者要规律作息，每晚 11 点前入睡，保障 7 ~ 8 个小时的睡眠，让身体机能修复。饮食上要遵循低糖、高纤维的原则，稳定血糖根基，多管齐下对抗紧张焦虑带来的血糖隐患。

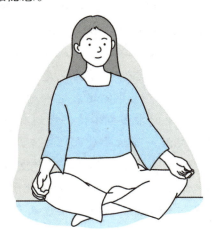

知识拓展

心理疲劳

心理疲劳是一种复杂的心理现象，指人在长期从事一些单调、重复的活动，或者长期压力过大、情绪紧张时，从内而外呈现出的一种疲惫、倦怠的状态。心理疲劳会引发焦虑、抑郁、烦躁等种种不良情绪，从而让人远离快乐，甚至生出各种生理疾病。

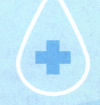

糖尿病患者多重就该控制体重了?

老张今年52岁,经营着一家小餐馆,每天的爱好就是研究新菜品。小餐馆在他的经营下越来越好,他的体重也跟着一路飙升,达到了110千克,身高1.75米的他,BMI高达35.9,属于肥胖范畴。

年初体检,老张被查出患了2型糖尿病,医生让他减减肥,没准血糖就下来了。但他没太当回事,药也是想起来就吃,饮食作息一切照旧。可渐渐地,他发现身体越来越不对劲,稍微干点儿活就气喘吁吁,眼睛看东西也时常模糊不清。直到有一回,店里客人多,老张帮忙跑前跑后,突然一阵眩晕袭来,差点儿摔倒在地。被紧急送往医院后,医生严肃地告诫他,肥胖已经严重影响他的血糖控制,腹部堆积的脂肪让胰岛素几乎"失效",身体处于极度危险状态。如果再不控制体重,不仅糖尿病并发症会接踵而至,甚至可能引发心脑血管疾病。

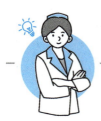

快问快答

问 糖尿病患者多重就应该控制体重了?

答:对于2型糖尿病患者来说,较为理想的 BMI 范围为 18.5 ～ 23.9。

一个身高1.7米的糖尿病患者,其健康体重范围在53.5 ～ 69.0千克。在此范围内,身体的代谢负担相对较轻,胰岛素的敏感性相对较高,更有利于血糖的控制。

除了 BMI，腰围也是一个重要的衡量指标。因为糖尿病患者绝大多数会表现为向心性肥胖，也就是脂肪堆积在腰腹部。对于男性患者，健康的腰围应控制在 90 厘米以下；女性患者则应控制在 85 厘米以下。腹部脂肪过多与胰岛素抵抗密切相关。当腰围超过上述标准时，即使 BMI 正常，也可能存在较高的胰岛素抵抗风险，影响血糖。过多的腹部脂肪堆积还会导致脂肪细胞释放出一些干扰胰岛素作用的物质，如脂肪因子和炎症因子，使血糖升高。

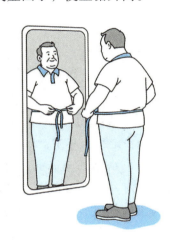

另外，新发糖尿病患者和患病多年的患者在体重控制上也有所不同。新发糖尿病患者如果超重或肥胖，尽早控制体重能有效改善血糖，甚至部分患者通过体重控制和生活方式改变可以使血糖恢复正常。但病程较长、已经出现并发症的患者，需要综合考虑自身状况来合理控制体重，避免过度减肥导致营养不良或加重并发症。

知识拓展

体脂率的测量方法

目前最精确的体脂率测量方法是双能 X 射线吸收法（dual energy X-ray ansorptiometry, DEXA），它能够准确地测量全身以及各个部位的体脂分布情况，但由于这种设备价格昂贵，只有正规医院或专业科研机构才有。一般健身房所用体脂秤用的是生物电阻抗分析法（bioelectrical impedance analysis, BIA），测量结果会受身体水分含量、进食情况、运动前后等因素的影响。

糖尿病患者能节食减重吗？

从医院回到家后，老张便下定决心要把这身赘肉甩掉，让血糖重回正轨。不过，老张觉得只要减少进食量就能减肥，而最简单直接的方法就是不吃晚餐。于是，每天晚餐时，他就躲在房间里强忍饥饿，坚决不碰一口饭菜。效果确实显著，前两个星期，体重秤上的数字噌噌往下降，老张乐坏了，越发坚信自己的这个减肥"妙招"。

然而，从第三周开始，老张开始体力不支了，工作时总感觉头晕目眩，有一回正给顾客结账时，眼前突然一黑，差点儿栽倒在地。更令人揪心的是，血糖不但没稳定，反而像断了线的风筝，完全失控了，不是蹿太高就是降太低。

老张这才去医院。医生在听了他的节食方式后，耐心地说道："节食可不是让你不吃晚餐，身体长时间空腹，代谢会紊乱，肝脏还会大量释放糖原，反而搅乱血糖。"老张心想，原来减肥不能只节食啊，可是不节食该怎么减呢？

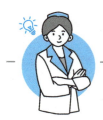

快问快答

问 **肥胖型糖尿病患者能节食减重吗？**

答：对于超重或肥胖型糖尿病患者而言，适当节食有助于控制体重，因为体重的控制对血糖管理至关重要。

然而，节食并不是简单地少吃或不吃，而是要科学合理地控制总热量摄入。糖尿病患者节食首先要保证摄入足够的热量来维持身体基本功能，但要低于身体消耗的热量以达到减重的目的。一般来说，男性患者每天摄入1200～1800千卡，女性患者每天摄入1000～1500千卡较为合适。体重较大的男性患者，可以从每天摄入1800千卡开始，随着体重的减轻逐渐调整热量摄入。热量的计算可以参考食物的营养成分表，也可以借助一些饮食管理的手机应用程序。

节食时要调整饮食结构，即减少高热量、高脂肪和高糖食物的摄入。像油炸食品、动物内脏、奶油蛋糕等都应该少吃或不吃。这些食物会导致血糖快速上升，而且容易使人摄入过多的热量，不利于体重控制。同时均衡摄入蛋白质、膳食纤维、碳水化合物等人体所需要的营养物质。

由于饮食结构和摄入量的改变，血糖也会出现波动。因此，在节食过程中，患者要密切关注血糖的变化。

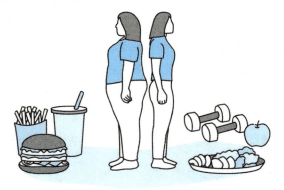

知识拓展

定时定量进餐原则

规律进餐是糖尿病患者节食的重要原则，即定时定量，避免不吃早餐或者晚餐过量等情况。可以少食多餐，将一天的食物分成5～6餐，这样既能防止血糖波动过大，又能减少饥饿感，避免过度进食。例如，除了一日三餐，可以在上午和下午各加一次水果或坚果作为加餐，但要控制量。

实在瘦不下来，可以手术减重吗？

老张为了控制血糖，尝试了各种减重方法，可那体重就像被施了魔法，怎么都降不下来。他为此愁眉不展，四处打听减肥的妙招。

这天，老张听人说有个体重300斤的患者做了一个胃部手术，半年后就瘦到了180斤。"这是真的吗？如果可以手术减重，那就不用受这么多苦了。"老张的心中不禁燃起了一丝希望，可转瞬又满心疑虑。如果可以手术减重，为什么这种手术没有普及呢？是不是有一定要求？手术会不会有风险？会不会对血糖控制产生不利影响？像他这样的肥胖型糖尿病患者到底能不能走这条路呢？老张纠结不已，不知该何去何从。

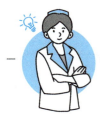

快问快答

问 **糖尿病患者如果实在瘦不下来，可以手术减重吗？**

答：部分患者的确可以考虑手术减重，但需要满足一定的条件。

糖尿病患者要认识到，手术减重并不是做抽脂手术，而是通过胃旁路手术或袖状胃切除手术来减少胃容量，让患者更容易产生饱腹感，从而达到减重的目的。

胃旁路手术是将胃分成上下两个部分，把小肠截断，重新连接，让食物绕过大部分胃和一部分小肠，减少食物的吸收面积，从而限制食物的摄入量和吸收量。袖状胃切除手术是顺着胃的走行方向，将大部分胃切除，只留下一个像"袖子"一样的带状小胃囊。

目前，对于 BMI ≥ 32.5，且药物治疗、饮食控制和运动锻炼等生活方式干预难以控制血糖的 2 型糖尿病患者，可考虑手术减重。另外，存在向心性肥胖的患者，经过内科治疗，血糖仍然控制不佳的，也可以考虑手术。

当然，手术减重虽然效果显著，但存在一定风险，如容易引发并发症，术后需要长期的营养支持和严格的生活管理。因为手术并不是一劳永逸的方法，术后患者仍然要配合饮食控制和适当的运动，才能维持体重和血糖的稳定。

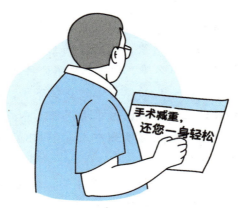

知识拓展

减重对于糖尿病患者的意义

减重可以改善血液循环，减轻心脏负担，从而改善身体机能。体重下降后，患者还可以减少降糖药物的使用，并和改善高血压、高血脂等代谢指标。减重可以有效减少脂肪堆积，降低胰岛素抵抗，使胰岛素更好地发挥作用，从而更稳定地控制血糖。

为什么身体越来越消瘦，是否需要增重？

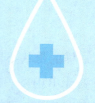

乔先生是一位被糖尿病纠缠了 5 年的中年男子。患病初期，他体形较胖，但随着血糖不断升高，他惊讶地发现自己的体重正在不断下降，原本圆润的脸庞逐渐消瘦，衣服尺码也越来越小。乔先生暗自窃喜："原来减肥也没有那么难，这下医生不会再让减肥了吧！"但是，一段时间过去了，乔先生的体重依然在往下降，而且身体越来越虚弱，经常感到疲倦乏力，脸色也难看得很。乔先生这才想到去医院检查，结果才发现血糖已经高到吓人。经 HbA_{1c} 检测，发现他近 3 个月血糖一直居高不下。

经医生解释，乔先生才明白原来血糖越高，体重下降越明显。糖尿病患者如果身体出现持续减重的现象并不是什么好事。乔先生困惑不已，那怎么办？难道需要增重吗？

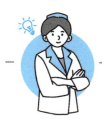

快问快答

问 **糖尿病患者为什么越来越消瘦？是否需要增重？**

答：糖尿病患者出现持续消瘦的情况较为复杂，是否需要增重要视情况而定。

适度消瘦是好事，但如果患者长期消瘦，则说明身体对糖的利用出现了严重障碍。在正常生理状态下，人体摄入的碳水化合物会被分解为葡萄糖，然后在胰岛素的作用下进入细胞，为身体提供能量。但糖尿病患者由于胰岛素分泌不足（1 型糖尿病）或者身体对胰岛素不敏感（2 型糖尿病），葡萄糖不能很好地进入细胞，只能堆积在血液中，导致血糖升高。身体为了获取能量，会开始分解脂肪和蛋白质来供能，这就使得患者的体重逐渐下降。

另外，部分患者还可能因为血糖过高出现尿糖的现象，这也造成能量的流失。长期高血糖还会引起胃肠功能紊乱，影响营养物质的吸收，进一步导致体重减轻。

如果患者出现消瘦情况是因为血糖控制不佳，那么首先应该调整治疗方案，稳定血糖。当血糖稳定后，身体对能量的代谢逐渐恢复正常，体重自然会回升。但如果患者的消瘦是因为营养不良等其他原因，那么需要在控制血糖的基础上，适当增加优质蛋白质、健康脂肪和碳水化合物的摄入来帮助增肌。

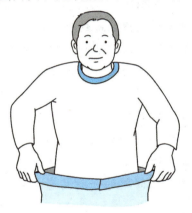

知识拓展

没有让人越吃越瘦的食物

遗憾的是，虽然一些减肥产品打着让你"越吃越瘦"的旗号，但世界上并没有让人越吃越瘦的食物，只要食物含有碳水化合物、脂肪、蛋白质，就一定会给身体带来热量。即便是西红柿、黄瓜、芹菜、魔芋，也含有一定的热量。

降体重和增肌可以
同时做到吗？

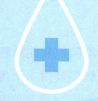

　　乔先生在听完医生的详细解释后，心中满是疑惑："医生，这么说我该增肌？但我这身体状况，还能行吗？"医生耐心地为他制订了方案："首先，按时服药，稳住血糖。饮食上要增加蛋白质的摄入，像鸡胸肉、鱼虾、豆类这些优质蛋白，每餐都得有。同时，不能忽视碳水化合物，选择高纤维的全麦、燕麦等，它们能为肌肉生长提供稳定的能量。"

　　乔先生回到家后，立刻行动起来。他每天早起准备富含蛋白质的早餐，上班时也不再点油腻的外卖，而是自带精心搭配的健身餐。除了调整饮食，他还开始了健身。刚开始，他连最轻的哑铃都举得吃力，但他咬牙坚持。从简单的手臂力量训练，到逐渐增加腿部、腹部的锻炼项目。

　　几个月后，乔先生惊喜地发现，自己的肌肉逐渐紧实，体重也不再持续下降。更重要的是，随着肌肉量的增加，血糖波动也越来越小。他深刻体会到，增肌不仅改善了他的身体外观，更是稳定血糖、走向健康的关键一步。

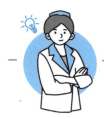

快问快答

问 **大多数糖尿病患者需要降体重，那么可以做到同时增肌吗？**

答：糖尿病患者在降体重的同时是可以增肌的，但这需要制订科学合理的计划。

糖尿病患者要保证每天摄入的总热量低于身体消耗的总热量，同时着重提高蛋白质的摄入比例。蛋白质是增肌的关键营养素，优质蛋白质的来源包括鸡胸肉、鱼虾、瘦牛肉、豆类、蛋类和低脂奶制品等。例如，每 100 克鸡胸肉含有 20 克左右的蛋白质。同时，搭配足够的蔬菜和适量的高纤维碳水化合物，如全麦面包、燕麦片等，以提供身体所需的维生素、矿物质和能量，确保营养均衡。

除了日常三餐，还可以适当加餐 1 ～ 2 次，如上午或下午吃一小份坚果或水果。在每餐中，合理分配蛋白质、碳水化合物和脂肪的比例，确保蛋白质能够持续供应，以促进肌肉蛋白质的合成。

除饮食外，还要搭配有氧运动和力量训练。运动时，可以先进行 15 ～ 20 分钟的力量训练，再进行 20 ～ 30 分钟的有氧运动。这样既能增肌，又能有效控制体重。

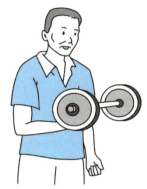

同时，要密切监测血糖的波动，并与医生保持沟通，以及时调整饮食结构和运动量以及药物剂量。

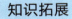

知识拓展

热量缺口

减肥就是打开身体的热量缺口。热量缺口就像一个收支账本，摄入热量是收入，消耗热量是支出。当消耗的热量比摄入的热量更多时，两者之间的差额便是热量缺口。假如身体每日消耗 2000 千卡，而只摄入 1500 千卡，这 500 千卡的差值就是热量缺口，它能促使身体动用储备能量，达到减重等目的。

药物降糖，该出手时就出手

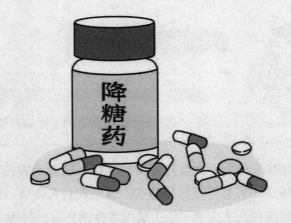

1 型糖尿病只能注射胰岛素吗？

晓峰今年刚上初中，最近总是莫名口渴，每天要灌下好几大杯水，夜里还频繁起夜。上课也没了精神，体重也掉得厉害。父母察觉到不对劲，便带他到医院检查，结果空腹血糖竟高达 15mmol/L，餐后 2 小时血糖飙升到 20mmol/L，HbA_{1c} 远超正常水平，被确诊为 1 型糖尿病。

医生当即安排晓峰开始注射胰岛素，并向孩子和家长解释胰岛素的使用问题。可孩子一听要天天打针，哭闹着不肯配合。家长也满心忧虑，十来岁的孩子就要每天打胰岛素了吗？另外，家长也心存侥幸心理，希望能找到不用注射胰岛素就能治疗的法子，于是问医生："听说很多糖尿病患者一开始是不用药物治疗的，单靠饮食和运动调理就能控制住血糖，晓峰难道不可以吗？"医生无奈地摇摇头。一家人带着失望的表情离开了医院，希望能从其他医院那里得到不同的答案。

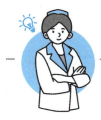

快问快答

问 1 型糖尿病只能注射胰岛素吗？

答：1 型糖尿病患者的确主要依赖胰岛素治疗。

1 型糖尿病是一种自身免疫性疾病，患者的胰岛 β 细胞遭到自身免疫系统的破坏，几乎不能分泌胰岛素。胰岛素是人体唯一能降低血糖的激素，可 1 型糖尿病患者几乎完全不能生成内源性胰岛素，根本无法调节血糖，所以必须通过外源性胰岛素来控制血糖，维持生命活动正常进行。例如，患者进食后，血糖升高，如果没有胰岛素来促进葡萄糖进入细胞被利用和储存，血糖就会持续处于高水平，严重的话会引发急性并发症，如糖尿病酮症酸中毒。

因此，一旦被确诊为1型糖尿病，必须立即注射胰岛素，而且要根据血糖监测结果和饮食、运动情况合理调整药量。虽然饮食调整和运动管理不能替代胰岛素治疗，但可以起到不错的辅助治疗作用。比如，合理饮食可以帮助患者稳定血糖，而规律的运动可以提高身体对胰岛素的敏感性，减少胰岛素的用量。

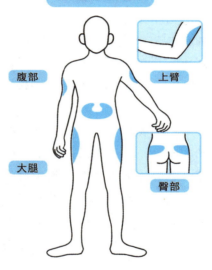

知识拓展

胰岛素必须注射到腹部吗？

胰岛素不是必须注射到腹部，但腹部吸收速度快，所以比较适合胰岛素注射。糖尿病患者最好经常轮换注射部位，除腹部外，还可以注射到大腿外侧、上臂外侧和臀部外上侧。大腿外侧吸收稍慢，适合中长效胰岛素。上臂外侧操作方便，适合自我注射。臀部外上侧吸收最慢，也适合中长效胰岛素。

只要确诊就需要用药吗？

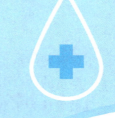

李女士最近总感觉浑身乏力，口渴难耐，饮水量和尿量都明显增多，体重也在不知不觉中下降了一些。她心中不安，于是前往医院进行检查。在经过一系列详细检查后，李女士被确诊为 2 型糖尿病。听到这个诊断结果，李女士忧心忡忡，问医生："那该怎么办？吃药吗？还能治好吗？"

医生拿出空腹血糖、餐后血糖以及 HbA_{1c} 等检测结果，详细地向她介绍她的情况。最后，医生提到，对于她这种刚确诊的 2 型糖尿病患者来说，可以先尝试生活方式干预来控制血糖，如调整饮食结构，减少高热量、高糖食物的摄入，增加蔬菜和全谷物的摄取，并保证每周有一定量的运动锻炼，像每天快走半小时左右。但李女士认为既然确诊了糖尿病，不如马上吃药，避免病情恶化，于是向医生提出了自己的诉求。

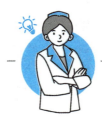

快问快答

问 只要确诊糖尿病就需要用药吗？

答：糖尿病患者确诊后不一定需要马上用药。

糖尿病患者需要认识到，控制血糖并不是越快越好，也不是控制得越低越好，而且没有药物能完全根治糖尿病。与糖尿病之间的斗争，无疑是一场考验患者意志的持久战，因此不能一开始就着急用药。

一些病情较轻的患者，尤其是刚确诊 2 型糖尿病的患者，医生一般不建议用药，而是先进行生活方式的干预。因为通过合理的饮食控制和规律运动，部分患者的血糖能够得到有效控制。然而，对于血糖水平较高、症状明显的患者，或者经过一段时间的生活方式干预后血糖仍未得到有效控制的患者，就需要及时用药。

　　药物治疗的目的是控制血糖，减少高血糖对身体器官的损害，降低并发症的发生风险。并且在用药过程中，患者需要持续监测血糖，这样医生可以根据血糖情况适时调整治疗方案。

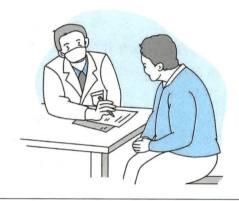

知识拓展

从糖尿病前期到糖尿病

　　糖尿病前期是指血糖高于正常水平，但尚未达到糖尿病诊断标准的阶段。虽然此阶段的血糖调节已出现问题，如空腹血糖受损和糖耐量减低，但距离发展为糖尿病还有一段时间，如果发现得及时，能进行生活管理方面的早早干预，患者是有可能甩掉糖尿病这个包袱的。

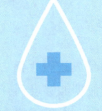

2 型糖尿病什么情况下必须药物干预？

　　李女士怀揣着满心的忐忑，决定先遵循医生的建议，通过改变生活方式来控制血糖。起初，她每日精心搭配三餐，主食也换成了糙米饭、玉米，餐盘里堆满各色蔬菜，荤腥也只选低脂高蛋白的鱼肉、虾肉，还雷打不动地每日坚持半小时快走。

　　一连几周过去了，李女士一直满心期待着血糖下降，但每次测出来的数值都不理想，一直在临界线徘徊，降得极为缓慢。此时，她负责的工作项目出了大问题，一连两周熬夜加班，饮食也乱了。等她忙完这阵子再测血糖时发现，空腹血糖竟蹿到了 8mmol/L，餐后更是直逼 13mmol/L。

　　李女士慌了神，后悔当初没能早点吃药，于是决定找医生问个明白，究竟什么情况下才能用药干预。

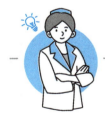

快问快答

问 **2 型糖尿病什么情况下必须药物干预？**

答：一般来说，出现以下情况时就必须药物干预了。

1. 血糖持续高水平时

　　当 2 型糖尿病患者无法通过饮食控制和运动锻炼来控制血糖时，就需要药物干预了。如果血糖持续升高，空腹血糖长期高于 7.0mmol/L，餐后 2 小时血糖经常在 11.1mmol/L 以上，HbA_{1c} 超过 7% 时，身体的各个器官就容易受到损害，发生眼底病变、肾脏病变以及神经病变等慢性并发症的风险会大大增加。

2. 出现急性并发症风险时

血糖过高时，也应该及时用药，以免引发急性并发症，如糖尿病酮症酸中毒。高血糖还可能导致高渗高血糖综合征，患者会出现严重脱水和意识障碍，这两种情况都需要及时通过药物治疗来控制血糖。

3. 存在其他疾病影响血糖控制时

当患者出现感染（肺炎、泌尿系统感染等）、外伤或者经历较大的手术时，身体处于应激状态，导致血糖升高，此时就需要药物干预来避免血糖过度波动，从而减轻身体的负担，加快疾病的恢复。

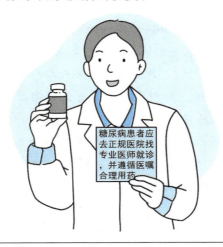

糖尿病患者应去正规医院找专业医师就诊，并遵循医嘱合理用药

知识拓展

HbA₁c 值决定用药时间

HbA_{1c} 值代表的是既往 2～3 个月的平均血糖水平，因此往往能决定用药时间。正常来说，HbA_{1c} 在 7.5%～8% 的患者，就应该进行药物治疗了；HbA_{1c} 小于 7.5% 但是大于 7% 的患者可酌情考虑先进行生活方式上的调整，如果 3～6 个月后血糖值仍不能达标，再进行药物治疗。

降糖药那么多，该怎么选择？

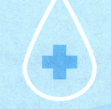

  医生结合最新的诊断结果，决定给李女士用降糖药。李女士看着医生开的药单，茫然地问："我听说降糖药五花八门的，您给我开的是哪种药啊？以后我可以在药店自行购买吗？"

  医生耐心地解释道："综合考量，我先给你开二甲双胍，你体重偏重些，它既能降糖，又利于控制体重，还能改善胰岛素抵抗，是多数像你这种情况患者的首选。"

  李女士接着问："可我听说有控制餐后血糖的，还有刺激胰岛素分泌的药，那些我不用试试吗？万一这药效果不好怎么办？"医生微笑着安抚她："别慌，之后会根据你用药后的血糖情况再调整。要是餐后血糖降得不理想，会加用阿卡波糖这类针对餐后的药；要是胰岛功能变化了，再考虑其他合适的。"

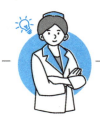

快问快答

问 **降糖药那么多，糖尿病患者该怎么选择？**

答：一般来说，二甲双胍是降血糖的首选药。

1. 双胍类药物

  二甲双胍是 2 型糖尿病治疗的一线用药，尤其适合超重或肥胖的患者。它主要通过减少肝脏葡萄糖的输出而发挥作用，不容易导致低血糖现象的发生。

2. 磺酰脲类药物

  格列本脲、格列齐特等磺酰脲类药物能刺激胰岛 β 细胞分泌胰岛素，对于尚存部分胰岛功能的患者较为适用，但使用时要注意预防低血糖的发生。

3. 格列奈类药物

瑞格列奈主要用于控制餐后血糖，它能快速促进胰岛素分泌，需在进餐时服用。

4. α–葡萄糖苷酶抑制剂

阿卡波糖能抑制碳水化合物在小肠上部的分解和吸收，降低餐后血糖，适合以碳水化合物为主要食物来源且餐后血糖高的患者。

5. 二肽基肽酶 4 抑制剂

西格列汀通过提高体内胰高血糖素样肽（GLP–1）的水平来调节血糖，低血糖风险相对较低，但对体重影响较小。

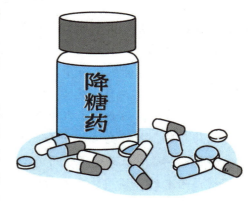

患者可根据自身情况（体重、并发症、年龄和肝肾功能等），并遵医嘱选择降糖药。如果空腹血糖高，双胍类和磺酰脲类更合适；餐后血糖高，格列奈类和 α–葡萄糖苷酶抑制剂更有优势。

知识拓展

2 型糖尿病首选药二甲双胍

二甲双胍来源于一种古老的牧草——山羊豆（法国紫丁香）。几千年前，古埃及人就发现山羊豆泡水喝能缓解多尿和口中的甜臭味。后来，化学家发现山羊豆中含有胍类物质，并猜测它与降血糖存在一定关联。经过一代又一代科学家的不懈努力，才有了世界上第一批口服降糖药——二甲双胍。

用药还是注射胰岛素，
该怎么判断？

　　李女士拿着医生开的处方却满心犹豫，她隐约记得有人说过口服降糖药伤肾。但李女士没有将这种疑虑告诉医生，而是回到家后，扎进各种病友群，翻看大家的交流信息。这一看不得了，里面果然有不少"口服降糖药伤肾，打胰岛素没副作用"的言论。

　　此后，无论家人怎么劝，她都固执地认定必须打胰岛素才行。再次复诊时，她直截了当地跟医生说："我不想吃口服药，大家都说吃药伤肾，打胰岛素才安全，您给我换胰岛素吧。"医生哭笑不得，耐心地解释口服药合理使用并不会伤肾，还详细分析她目前的病情，指出尚未到必须用胰岛素的程度。可李女士根本听不进去，甚至怀疑医生的用心，觉得医生不给她换胰岛素是不负责任，心里暗暗盘算着找其他医生给自己开胰岛素。

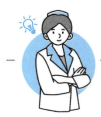

快问快答

问 **2 型糖尿病患者究竟是用药还是注射胰岛素好呢，该怎么判断？**

　　答：究竟是服用降糖药还是注射胰岛素，并不是一成不变的，应根据病情、身体情况、治疗方案等综合判断。

　　如果患者血糖只是轻度升高，且没有急性并发症风险，一般先尝试口服降糖药物，二甲双胍就是不错的选择。如果单纯餐后血糖升高，可先使用 α−葡萄糖苷酶抑制剂或格列奈类药物来控制血糖。

如果患者的胰岛 β 细胞仍有一定功能，能够分泌部分胰岛素，就不用注射胰岛素，这时服用双胍类药物还能增强胰岛素的敏感性，帮助细胞更好地利用胰岛素。但如果胰岛功能较差，C 肽水平很低，说明自身胰岛素分泌严重不足，这时就需要胰岛素治疗。

胰岛素的作用是快速降糖，如果患者发生糖尿病酮症酸中毒、高渗高血糖综合征，或者慢性肾功能受损等情况时，胰岛素治疗则是更安全的选择。

患者如果确实难以坚持规律服药，或者无法耐受降糖药的副作用，那么医生可能会酌情建议将胰岛素治疗作为替代方案。

所以，究竟是口服降糖药还是注射胰岛素，不能一概而论，而要具体情况具体分析，听从医生的建议。

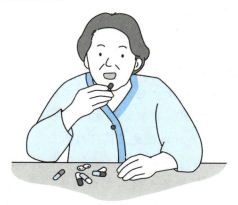

知识拓展

定期检测维生素 B_{12}

长期服用二甲双胍的患者，医生会建议 1～2 年检查一次身体中的维生素 B_{12} 水平。这是因为服用二甲双胍会影响维生素 B_{12} 的吸收，从而造成巨幼细胞贫血。平时，患者应注意补充鱼类、蛋类、动物肝脏类等富含维生素 B_{12} 的食物，必要时可适量服用维生素 B_{12} 补充剂。

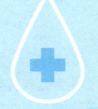

一旦服用降糖药，就不能停了吗？

　　李女士在医生的劝说下，选择服用降糖药。但没想到李女士对这类药物发生了较为强烈的胃肠道反应，好在坚持几周后，身体慢慢适应，血糖也逐渐稳定下来，空腹血糖维持在 7mmol/L 左右，餐后血糖也未超 10mmol/L。

　　李女士大松一口气，心想这药效果既然这么好，说不定自己已经好了，再加上每天吃药实在麻烦，她便自作主张停了药。刚开始那几天，李女士自我感觉良好，没什么不适。可没过多久，乏力感再度袭来，口渴得厉害，夜里频繁起夜。一测血糖，空腹血糖竟飙升到了 12mmol/L，餐后血糖更是高得吓人。

　　李女士又惊又怕，满心懊悔。她匆忙赶到医院，焦急地向医生询问："医生，我就停了几天药，怎么血糖高得这么离谱？难道一旦服用降糖药，就真的再也不能停了吗？我以后是不是都得一直靠药活着了？"

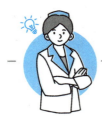

快问快答

问　**一旦服用降糖药，就不能停了吗？**

答：并不是绝对不能停。

　　2 型糖尿病患者如果服用降糖药后，能严格控制饮食并积极运动，使血糖长期稳定在正常范围，经过医生评估，是可以尝试减少药量甚至停药的。

　　在某些特殊时期，如患者出现低血糖反应，或因其他疾病需要进行手术，抑或发生急性感染等，可能需要暂时停用降糖药。因为低血糖时，血糖已经低于正常水平，再服用降糖药会加重低血糖症状，危及生命。而在手术或感染等应激状态下，身体会分泌一些升糖激素，血糖可能会升高，此时医生会根据血糖情况，暂停原来的降糖药，采用胰岛素等其他方式控制血糖，待应激状态结束后，再重新评估是否继续使用原来的降糖药。

部分患者经过一段时间的综合治疗后胰岛功能会有所恢复，或者身体对血糖的调节能力增强，在医生的密切监测下，可以逐步减少降糖药的使用。不过，这需要谨慎评估，随意停药可能导致血糖反弹，所以必须在医生的专业指导下进行。

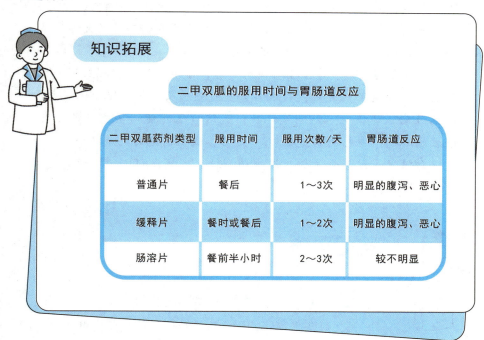

知识拓展

二甲双胍的服用时间与胃肠道反应

二甲双胍药剂类型	服用时间	服用次数/天	胃肠道反应
普通片	餐后	1～3次	明显的腹泻、恶心
缓释片	餐时或餐后	1～2次	明显的腹泻、恶心
肠溶片	餐前半小时	2～3次	较不明显

为什么服降糖药后，身体越来越瘦？

　　李女士服用二甲双胍已数月，这段日子每次去小区花园跟"糖友"相聚，大家的目光总会在她身上多停留一会儿。"李姐，你这身形可比之前利落太多啦，看着瘦了不少呢，这降糖药效果太神奇了，连带减肥都一块儿办了！"老张率先打趣道。

　　众人纷纷附和，李女士却满脸愁容，手不自觉地捏捏衣角："你们别光看我瘦了就说好，我这心里直打鼓。虽说想减肥，但这也没刻意节食，体重就'唰唰'地掉，我这心里哪能踏实啊。""糖友"赵大妈听了，神色也凝重起来："是呀，我之前吃的也是这个药，倒没这种情况，该不会是你对这个药有什么不良反应吧？"于是大家围坐一团，七嘴八舌地讨论开了。

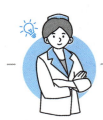

快问快答

问　**为什么服降糖药后，身体越来越瘦？**

答：有些降糖药的确会影响体重，而且不同的人对降糖药的反应也不相同。

　　二甲双胍属于双胍类药物，可以增加外周组织对葡萄糖的摄取和利用，同时还可能会抑制食欲，减少热量摄入，进而导致体重下降。不过，有的人吃了体重下降明显，但也有人吃了无多大作用。

　　还有钠－葡萄糖协同转运蛋白2抑制剂（如达格列净），这类药物会促进尿糖排泄，身体每天会排出大量葡萄糖，相当于丢失了一部分热量，时间一长就容易引起体重减轻的情况。

还有一种情况，就是血糖得到了较好的控制，之前高血糖导致的代谢紊乱得到了纠正。这时，身体从糖代谢异常状态转变为正常状态，也可能出现体重下降的情况。

如果确定是因为服药造成的体重明显下降，那么在排除甲状腺功能亢进、胃肠道疾病及药物不良反应等情况后，应及时告知医生并进行检查，从而调整降糖方案，如调换成不影响体重的药物。

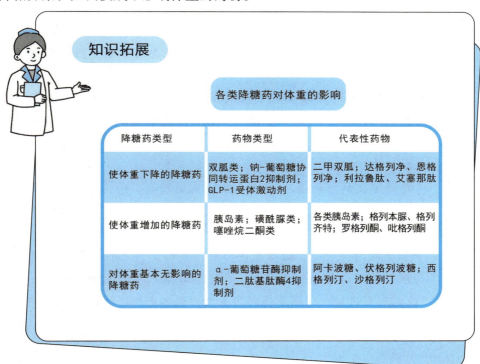

知识拓展

各类降糖药对体重的影响

降糖药类型	药物类型	代表性药物
使体重下降的降糖药	双胍类；钠-葡萄糖协同转运蛋白2抑制剂；GLP-1受体激动剂	二甲双胍；达格列净、恩格列净；利拉鲁肽、艾塞那肽
使体重增加的降糖药	胰岛素；磺酰脲类；噻唑烷二酮类	各类胰岛素；格列本脲、格列齐特；罗格列酮、吡格列酮
对体重基本无影响的降糖药	α-葡萄糖苷酶抑制剂；二肽基肽酶4抑制剂	阿卡波糖、伏格列波糖；西格列汀、沙格列汀

降糖药可以联用吗?

　　李女士在调整药量后，血糖逐渐平稳，整个人气色也好了起来。平日里，她经常在小区的花园里运动，这让她结交了不少同样患有糖尿病的朋友。

　　这天，"糖友"们像往常一样聚在花园的小亭子里闲聊。老张愁眉苦脸地问李女士："李姐，我这血糖最近怎么也降不下来，药也吃着，饮食也控制了，空腹血糖还是在8mmol/L上下，餐后更是超12mmol/L，可愁死我了。"

　　旁边的赵大妈附和道："是啊，我也有这烦恼，感觉单吃一种药没太大用了。小李，我看你最近气色挺好的，是不是有什么秘诀?听说降糖药能联用，是不是真的?"

　　李女士被问得一怔，她心里也犯起了嘀咕，自己目前倒是没联用降糖药，可听赵大妈这么一说，也有些好奇。于是她赶紧安抚大伙："我也不太清楚，咱还是得问问医生，说不定真有适合咱们病情的办法。"

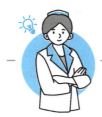

快问快答

问　**降糖药可以联用吗?**

　　答：可以联用。

　　降糖药联用有许多优势。从作用机制来讲，不同降糖药的作用方式不同，联用能从多方面控制血糖，发挥协同作用。而且，部分药物联用可降低单一药物高剂量使用的副作用，如阿卡波糖与其他药联用能减少磺酰脲类引发低血糖的风险；双胍类与磺酰脲类联用适合单用双胍类血糖控制不佳且胰岛 β 细胞有功能的患者，能降低空腹和餐后血糖；双胍类与二肽基肽酶 4 抑制剂联用可增强降糖效果，且低血糖风险低，对体重影响小。双胍类与 α－葡萄糖苷酶抑制剂联用适合主食摄入多、餐后血糖高的患者，一个控制基础血糖，一个控制餐后血糖。

　　不过，有些药物联用会增加低血糖风险，如磺酰脲类和胰岛素联用。同时，药物间可能相互作用，不良反应也可能叠加，像双胍类和 α－葡萄糖苷酶抑制剂联用有可能加重胃肠道不适。所以，虽然降糖药可以联用，但必须在医生的指导下进行，患者不可盲目自行服用。

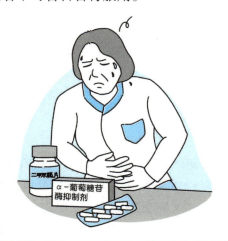

知识拓展

为什么一吃阿卡波糖就胀气？

　　阿卡波糖适用于餐后降血糖，不过很多患者反映一吃阿卡波糖就会胃胀气、频繁排气。这是因为阿卡波糖的降糖机制是通过抑制肠胃对碳水化合物的吸收，整个过程是在肠道进行的，所以会造成胀气、频繁排气的情况。

一旦开始用胰岛素，就要终生用吗？

李女士调整用药方案后去医院复查，血糖比较稳定，医生很高兴，于是开玩笑地问她："这次不说用胰岛素了？"李女士尴尬地笑了笑。

隔天在小区花园，她又遇到几位"糖友"，于是大家就最近的控糖状况讨论起来。老张率先开口："我前段时间因为伤口感染用了一阵子胰岛素，伤口好了医生说能停，可我就怕停了血糖又飙升，一直不敢断。"林女士听了急忙附和："我这刚被医生要求加胰岛素，就怕一旦用上，后半辈子都离不开了，跟吸毒上瘾似的，戒都戒不掉。"

患病多年的赵大姐连连摆手说："你们别瞎琢磨，我有经验。我前几年肾功能出问题，胰岛素打了好长一段时间，后来肾功能稳定了，饮食运动加口服药又把血糖稳住了，也没终生依赖它。胰岛素又不是毒品，咱身体需要时拿来调控，情况好转了就可能不用，没上瘾的说法。"

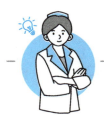

快问快答

问 一旦开始用胰岛素，就要终生用吗？

答：当然不会，胰岛素的使用和停用都要根据患者的血糖控制情况和身体状况来决定。

使用胰岛素谈不上成瘾一说。一般来说，药物成瘾是指人体对某种药物产生生理上和心理上的依赖，而胰岛素是人体自身可以分泌的一种激素，患者只是缺少了这种激素，或存在胰岛素严重抵抗的情况，需要及时补充外源性胰岛素，根本不会上瘾。

另外，2 型糖尿病患者在糖尿病酮症酸中毒、高渗高血糖综合征、严重感染、手术等应激状态时，的确需要使用胰岛素，但一旦这些特殊情况解除，经医生评定是可以停止注射胰岛素的。

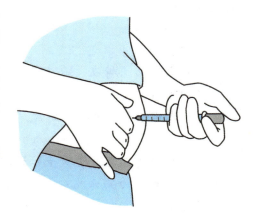

即便因为血糖长期控制不住使用了胰岛素，一旦血糖控制在理想范围内，医生也会建议患者一点点下调胰岛素的剂量，如果情况比较乐观，是完全有可能停止胰岛素注射的。停用后，患者可以继续通过服用降糖药、调理饮食、增加运动来控制血糖。

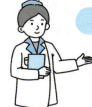

知识拓展

哪些人只能使用胰岛素治疗

1 型糖尿病患者。

难以区分 1 型和 2 型的糖尿病患者。

因过敏、反应剧烈而无法服用降糖药的。

糖尿病酮症酸中毒、高渗高血糖综合征等急性并发症患者。

严重慢性并发症（如糖尿病肾病晚期、糖尿病视网膜病变晚期等）患者。

胰腺切除术后的患者。

某些特殊类型糖尿病（如胰源性糖尿病、妊娠糖尿病）患者。

口服药和胰岛素可以联用吗？

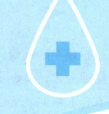

李女士与"糖友"在小区花园里的讨论越发激烈。刚从医院回来的老孙走进来，重重地叹了口气说："我这趟去医院，医生说我血糖光靠吃药或者打胰岛素，都没法稳稳当当达标，得两样一块儿上。"

众人面面相觑。李女士忙追问："老孙，还能这么用药？靠谱吗？我一直以为要么吃口服药，要么打胰岛素，这俩还能一块儿用？"旁边的赵大姐也满脸疑惑："是啊，药和针一起用会不会劲儿太大，身体吃不消？万一低血糖了怎么办？"

林女士也跟着附和："而且这口服药种类就不少，胰岛素类型也多，怎么搭配才合适呢？要是联用，剂量又怎么拿捏？总不能瞎试吧，这血糖忽高忽低的，人可受不了。"大家你一言我一语，满心焦虑与困惑，目光齐刷刷投向老孙，都盼着他能多透露些医生讲的门道。

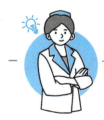

快问快答

问　口服药和胰岛素可以联用吗？

答：口服药和胰岛素是可以联用的，可以起到协同降糖的作用。

2 型糖尿病患者，尤其是胰岛功能已经有一定损害的患者，单独使用口服降糖药可能无法有效控制血糖，这时联合基础胰岛素可以更好地控制空腹血糖。胰岛素可以直接补充体内缺乏的胰岛素，而口服药可以从其他机制来降低血糖，如双胍类药物能改善胰岛素敏感性、α-葡萄糖苷酶抑制剂能降低餐后碳水化合物的吸收等，这样能多维度地控制血糖，使血糖更平稳。

一般来说，病程较长的，或多种口服药联用的，抑或胰岛功能逐渐衰退的患者，随着年龄的增长，单靠口服药难以达到理想的血糖控制目标时，就可以联用胰岛素了。

突然联用也有一定的风险，如增加低血糖风险，这就要求患者在联用的过程中更加密切地监测血糖，同时还需要医生的指导。

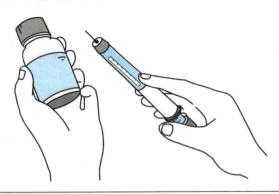

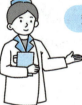

知识拓展

胰岛素有哪些类型

按照作用时间，胰岛素主要分为速效胰岛素、短效胰岛素、中效胰岛素、长效胰岛素和预混胰岛素。速效胰岛素能快速降低餐后血糖；短效胰岛素起效稍慢；中效胰岛素作用时间适中；长效胰岛素能提供基础胰岛素水平；预混胰岛素是短效和中效胰岛素的混合，方便控制空腹和餐后血糖。

日常生活中，胰岛素该怎么保存？

　　李女士像往常一样在小区公园运动，运动累了，便打算去凉亭歇一会儿。结果，她老远看到凉亭里的老张正坐在长椅上，从一个外观精致的小箱子里，小心翼翼地掏出胰岛素笔，熟练地进行自我注射。

　　李女士几步上前，关心地问道："老张，你这个箱子是用来保存胰岛素的？"老张抬头笑了笑："嗯，这胰岛素娇贵着呢，保存不好就容易出问题，我这不出门都得带着这专门的冷藏箱。"周围几个"糖友"也围了过来，目光聚焦在那冷藏箱上。

　　小王满脸疑惑地挠挠头说："张叔，我刚用胰岛素，还摸不清门道，反正医生让把胰岛素放在家里冰箱。这要是出门，还得买这样的冷藏箱吗？是不是到了夏天，没这种箱子，胰岛素就坏啦？"众人一听，也纷纷附和，你一言我一语，大家对如何保存胰岛素的好奇与困惑瞬间被点燃。

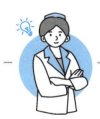

快问快答

问 **日常生活中，胰岛素该怎么保存？**

答：胰岛素是一种蛋白质类激素，保存条件较为严格。

　　未开封的胰岛素应保存在2℃～8℃的环境中才能保持活性和稳定性，直到有效期的截止日期。在冰箱储藏的话，千万不能放冷冻层，一般放在冰箱冷藏室即可。冷冻层会破坏胰岛素的蛋白质结构，导致其变性失效。

已经开封正在使用的胰岛素笔，可以在不超过 30℃的环境中保存 1 个月左右。如果室温过高，如在炎热的夏天，室内温度经常超过 30℃，那还是建议放在冰箱冷藏室。使用前，要将其从冰箱提前取出，放在室温下复温一段时间。这是因为温度较低的胰岛素注射到体内后会引起注射部位的不适，影响吸收。

如果需要携带胰岛素外出，最好使用专门的胰岛素冷藏盒。这种冷藏盒有不同的款式，有的是通过放冰袋来保持低温，有的是可以连接电源制冷。如果没有冷藏盒，短时间内可以将胰岛素放在有隔热功能的袋子里，尽量避免阳光直射和高温环境。

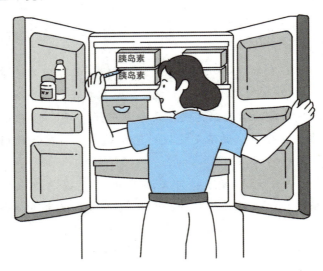

知识拓展

胰岛素不可存放于冰箱门

　　一般来说，所有的胰岛素注射液都不能放在冰箱门上保存。这是因为开关门这样的反复震荡会影响胰岛素的效价，从而降低胰岛素的降糖作用。购买便携式冷藏盒时，也要购买带有能固定胰岛素笔的款式。

中药可以调理血糖吗?

　　李女士这段日子谨遵医嘱,按时服药、规律运动,血糖总算是稳稳当当的,每次复查各项指标都让医生点头称赞。可满心盼着能停药的她,却被告知还得持续用药,不能贸然中断治疗,李女士心里难免有些失落。

　　这天,她在公园里运动时跟几个"糖友"正念叨着这事儿,旁边的赵大姐神神秘秘地凑过来,说道:"我听说好多慢性病用中药调理有奇效,我亲戚的老胃病,吃了几个月中药就好了。咱这糖尿病,保不准中药也能行呢,说不定吃段时间中药,就能把西药停了,也省得天天惦记着吃药。"

　　李女士一听,眼睛亮了,可又满心疑惑:"真有这么神?中药还能管血糖?我就怕跟西药犯冲,再把好不容易稳住的血糖给搅乱了。"周围"糖友"也纷纷议论起来:"中药能调理血糖吗?"这个疑问瞬间在人群里炸开了锅,大家既好奇又忐忑,都巴望着能得出个确切答案。

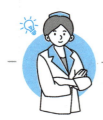

　　快问快答

　　问　中药到底能不能调理血糖?

　　答:中药调理血糖有一定的疗效。

　　中医虽无"糖尿病"这个病名,但与之对应的病症记载得十分详细,也就是"消渴症"。中医认为糖尿病根源复杂,主要与禀赋不足、饮食不节、情志失调、劳欲过度等相关。

禀赋不足的意思是先天体质虚弱，脏腑功能欠佳，胰腺等脏腑发育或功能有欠缺，致使气血津液运化失常。饮食不节指长期饮食肥甘厚腻、嗜酒无度，会损伤脾胃，酿成内热，消谷耗津，血糖因而失控。情志失调，就是长期抑郁、焦虑或恼怒，肝气郁结，郁久化火，灼伤津液，影响气血运行及脏腑功能协调，干扰体内精微物质代谢。劳欲过度则易耗伤肾精，肾阴虚损，虚火内生，上燔心肺，中灼脾胃，下涸肝肾，全身津液干涸，血糖随代谢紊乱升高。

目前，不少中药药材经现代医学研究，有调理血糖的疗效。难能可贵的是，中医是根据患者症状和体征辨证组方，能全面调理脏腑、气血、阴阳，从根源上纠正机体失衡，改善血糖状况，帮助患者逐步恢复健康。

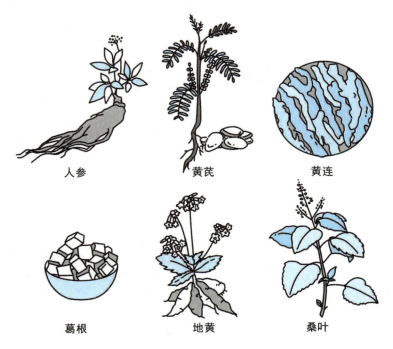

人参　　　　　　黄芪　　　　　　黄连

葛根　　　　　　地黄　　　　　　桑叶

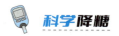
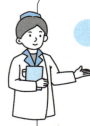

知识拓展

有降糖效果的中草药

人参：可增加胰岛素分泌，提升机体组织对糖的利用能力。

黄芪：补气助运，推动津液输布代谢，帮助稳定血糖。

黄连：清热燥湿，小檗碱成分能抑制糖原异生、促进糖酵解。

葛根：葛根可以通过改善胰岛素抵抗来降低血糖。

地黄：生地黄的主要成分为梓醇，它能够调节血糖。

桑叶：桑叶含有 1- 脱氧野尻霉素，可以抑制 α - 葡萄糖苷酶的活性，减缓碳水化合物在小肠的分解和吸收速度，从而降低餐后血糖的峰值。

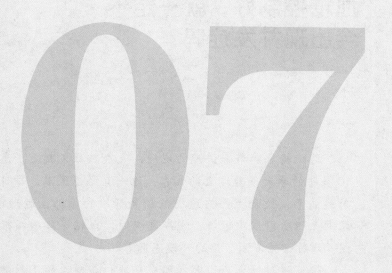

血糖失控，并发症真要命

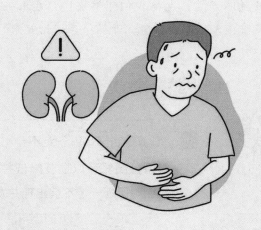

血糖控制好，就一定不会出现并发症吗？

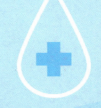

医院糖尿病科普讲座的现场，气氛热烈又凝重。患2型糖尿病10多年的李大爷是这里的常客，他一直谨遵医嘱，每日按时按量注射胰岛素，饮食上严格遵循低糖高纤维的原则，运动也从不偷懒，风雨无阻出门散步锻炼，定期复查时，血糖等各项指标都在理想范围，堪称"糖友圈"里的"模范患者"。

这天讲座结束后，大家围坐交流。新确诊的小赵满脸焦虑地向李大爷取经，言语中满是羡慕："李大爷，我刚得病，看您管理得这么好，我也有信心了，只要血糖稳住，以后是不是就能像正常人一样，不会有什么并发症了？"

李大爷刚要开口安慰，旁边的张大姐便重重地叹了口气插话道："唉，小赵啊，可别想得太简单。我家那口子，前几年血糖也控制得稳稳当当，跟李大哥差不多，可前段时间还是查出视网膜有点儿病变，虽说不严重，也把我们吓够呛！"众人一听，原本轻松的氛围瞬间凝重，大家面面相觑，开始小声议论起来。

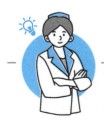

快问快答

问 **血糖控制好，就一定不会出现并发症吗？**

答：血糖控制好可以显著降低并发症的发生风险，但不能绝对保证一定不会出现并发症。

糖尿病并发症的发生是多种因素综合作用的结果。虽然血糖控制良好，但遗传因素也在并发症的发展过程中起到一定作用。例如，某些患者可能有糖尿病家族遗传易感性，其基因中存在一些突变，使得他们的血管、神经等组织对即使是正常范围内的血糖波动或其他代谢变化也更为敏感，从而增加并发症发生的可能性。

如果糖尿病患者同时伴有高血压或血脂紊乱，那么即使血糖控制理想，高血压也会对血管壁造成持续的压力损伤，血脂异常会导致动脉粥样硬化的发生发展，这些因素相互作用，依然可能导致心血管疾病、脑血管疾病等并发症。

另外，不良的生活习惯，如长期吸烟会使血管收缩，减少组织的血液灌注，并且香烟中的有害物质会增加血管壁的炎症反应；过度饮酒也会影响肝脏代谢功能等多种机体功能。

所以，糖尿病患者除控制血糖外，还需要综合管理血压、血脂，保持健康的生活方式，这样才能更好地预防并发症。

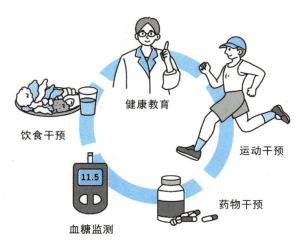

知识拓展

糖尿病血压监测

糖尿病患者出现并发症后，血压控制尤为重要。应每天在家使用电子血压计测量血压，并记录血压值，一般建议血压控制在130/80mmHg上下。如果血压不稳定，需要增加测量频率，并及时告知医生，以便及时调整降压药物。

为什么刚确诊就出现并发症？

在医院拥挤的内分泌科候诊区，陈先生满脸愁容地坐着，手中攥着刚拿到的检查报告。他不久前刚被确诊为 2 型糖尿病，本就心情沉重，没想到现在又检查出肾脏出现了微量白蛋白尿，这意味着糖尿病肾病这个并发症已悄然来袭。

这时，他听到旁边一位老"糖友"正在分享自己的经验，看来复查结果不错。老大爷说："我这十几年来，按时吃药、管住嘴、迈开腿，并发症硬是没找上门。"另一位大妈也附和："是啊，只要自己多上心，血糖稳住，日子跟正常人没什么两样。"

陈先生忍不住插话："为什么我刚确诊就查出并发症了，怎么差距这么大呢？得了糖尿病，到底一般多久会出现并发症啊？"众人的目光纷纷投向他，一时间大家都陷入沉思，毕竟谁也说不准这并发症这颗"定时炸弹"究竟何时会在自己身上引爆。

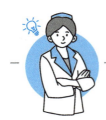

快问快答

问 有的人刚确诊就查出并发症，有的人确诊十几年也没查出并发症，这是为什么？

答：糖尿病并发症出现的时间因多种因素而异，不能简单地以患病时间来判断。

1 型糖尿病患者如果血糖控制不佳，一般会在发病后的 5 ～ 8 年出现糖尿病肾病、视网膜病变等微血管并发症。因为 1 型糖尿病患者自身胰岛 β 细胞功能几乎完全丧失，且青少年发病居多，在生长发育过程中如果血糖波动大，长期高血糖对微血管的损害会较快显现。

　　2 型糖尿病患者的情况更复杂些。部分患者在确诊糖尿病之前，可能已经经历了较长时间的血糖异常阶段，只是没有发现。所以，一旦确诊，潜伏的早期并发症也就显现出来。有些患者虽然早就确诊糖尿病，但血糖控制得好，生活方式也比较健康，那么他可能十几年都不会出现严重的并发症。但如果血糖长期失控，同时伴有高血压、高血脂、肥胖等其他危险因素，在确诊后的3 ～ 5 年就出现并发症也是有可能的。

　　还有一些并发症往往会在一些诱因下以急症的形式出现，如糖尿病酮症酸中毒。也有一些并发症是以慢性病症的形式出现，如冠心病、脑血管疾病大多在糖尿病病程的中后期出现。神经病变的发展也相对较缓，早期只表现为肢体轻微麻木、感觉异常，随着时间的推移逐渐加重，短则数年，长则十几年才会出现严重的神经功能障碍。

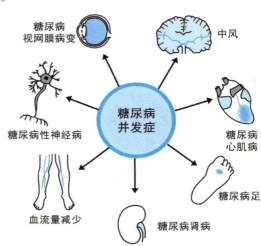

知识拓展

糖尿病血脂监测

　　糖尿病患者应定期（每 3 ～ 6 个月）检查一次血脂，包括总胆固醇、甘油三酯、低密度脂蛋白胆固醇和高密度脂蛋白胆固醇。对于出现大血管并发症或心血管疾病高风险的患者，低密度脂蛋白胆固醇的目标值应控制在1.8mmol/L 以下，可通过调整饮食结构和服用降脂药物来维持血脂正常。

怎么预防糖尿病酮症酸中毒？

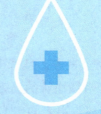

小李躺在病床上，面色苍白，虚弱地打着点滴，身旁的仪器发出规律的滴嗒声。原来，他前几日连续加班、熬夜赶项目，加上饮食毫无规律，常常错过正常饭点，饿了就随便吃些速食品充饥，连胰岛素也不能按时注射。

昨天上班时，小李突然一阵头晕目眩、恶心呕吐，同事紧急将他送到医院。检查结果出来，是急性糖尿病酮症酸中毒。

同病房的都是糖尿病患者，其中经验丰富的老张皱着眉头说："这病可不能小瞧，我得糖尿病这些年，遇到不少人患并发症。上次我一朋友，也是因为工作太忙，压力大，没顾得上血糖管理，就遭了这罪。"

刚确诊不久的小王吓得不轻，赶忙问道："这可太可怕了，像这种急性并发症该怎么预防呢？有没有好办法？"

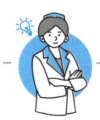

快问快答

问　怎么预防糖尿病酮症酸中毒？

答：即使没有并发症的糖尿病患者也要引起重视，认识到糖尿病酮症酸中毒的危害，需要严格控糖、预防感染等。

糖尿病患者要比正常人更加自律，严格遵医嘱配合治疗，加强血糖监测频率。每天可增加监测血糖的次数，可一天监测 4～7 次，包括空腹、三餐前后和睡前血糖。这有助于及时发现血糖的异常波动。一旦发现血糖持续高于13.9mmol/L 或者不明原因的快速上升，要及时联系医生，调整治疗方案。

糖尿病患者应均衡饮食，避免过度节食或不规律进食。碳水化合物应占总热量摄入的 50% ～ 65%。同时，要摄入肉类但要适量，避免过多摄入高脂肪和高蛋白质食物，因为在胰岛素缺乏时，过量的脂肪和蛋白质分解会产生酮体。

糖尿病患者应更加注意个人卫生，保持皮肤清洁，预防各种感染。感染是糖尿病酮症酸中毒的常见诱发因素。患者可勤洗手以减少细菌、病毒的传播，降低呼吸道感染和胃肠道感染的风险。如果出现发热、咳嗽、尿频、尿急等感染症状，应及时就医并告知医生自己患有糖尿病，以便积极治疗，防止酮症酸中毒的发生。

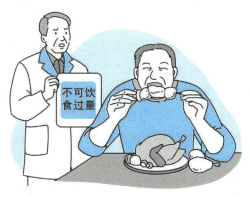

不可饮食过量

知识拓展

发生糖尿病酮症酸中毒怎么办？

如患者发现自己有尿病酮症酸中毒的迹象，应立即监测血糖水平，当血糖大于 13.3mmol/L 时，可检测尿酮水平，同时服用生理盐水，按照原有治疗方案注射胰岛素或服用降糖药，然后立即前往医院治疗。

视网膜病变的可能性有多大?

　　老沈患 2 型糖尿病已十年有余,一直自认为血糖管控得还算稳当。他定期去医院测血糖,HbA_{1c} 基本维持在 7%,这让他感到庆幸,满心以为能躲过糖尿病那些难缠的并发症。

　　可最近,老沈的眼前总像蒙着一层薄纱,看东西越来越模糊。他原本以为自己是上了年纪眼睛花了,就没太在意。但渐渐地,老沈连电视屏幕上的人脸都辨不清了,读书看报更是困难,这才慌了神,赶忙到医院的眼科进行检查。

　　检查结束后,老沈被告知他患了糖尿病视网膜病变,眼底已经出现微血管瘤、出血点,还有些渗出物。老沈表示难以相信,说自己的血糖一直控制良好,不可能发生并发症,但医生严肃地解释道:"病程太久了,即便血糖总体控制尚可,但日积月累,血糖波动加上高血压的协同作用,就慢慢侵蚀了视网膜的微血管。"老沈听了很是沮丧,暗自思忖自己明明这么努力控制糖尿病,怎么还是没能避开这一劫?

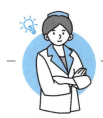

快问快答

　　问 **那么,糖尿病患者视网膜病变的可能性究竟有多大?**
　　答: 长期高血糖很容易导致视网膜微血管受损。

　　一般来说,糖尿病病程越长,发生视网膜病变的风险也就越高。1 型糖尿病患者在发病 5 ～ 10 年后,视网膜病变的发生率能达到 50% 以上。2 型糖尿病患者很多在确诊前已经多年血糖异常，因此随着病程的延长，视网膜病变的风险更大。一般来说，有着 15～20 年病史的 2 型糖尿病患者，视网膜病变的发生率能高到 70% 以上。

血糖控制不佳是导致视网膜病变的直接原因，如 HbA_{1c} 长期高于 7%，且每升高 1%，糖尿病视网膜病变的风险就增加 30%～40%。

另外，高血压和高血脂也是增加糖尿病视网膜病变风险的危险因素。血压升高会增加视网膜血管的压力，加速血管病变。血液中低密度脂蛋白胆固醇升高和高密度脂蛋白胆固醇降低，会促使视网膜血管发生粥样硬化，增加病变风险。

糖尿病视网膜病变

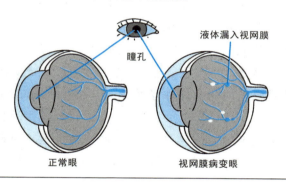

液体漏入视网膜

瞳孔

正常眼　　　　　视网膜病变眼

知识拓展

怎样预防糖尿病视网膜病变

　　一旦确诊 2 型糖尿病，患者就应该做一次眼底检查。1 型糖尿病患者在确诊后 5 年内做一次综合性眼病检查，如果没有发现病变，则以后每 1～2 年做一次综合性眼病检查；发现视网膜病变的，则应增加检查频率；出现视物模糊、视物扭曲、眼前有黑影等情况的，则要及时就医。

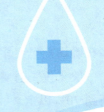

糖尿病对神经的损害有多大?

　　老贾 40 岁, 一直感觉自己身体还不错, 但最近他觉得自己得了皮肤病, 总感觉皮肤像糊了一层东西, 有时又感觉像有蚂蚁在爬走, 或者偶尔来一阵触电的感觉。到了晚上, 下肢关节有时传来阵阵钻心的疼痛, 那种疼痛如无数钢针深深扎进肉里, 又似烈火灼烧, 一阵接着一阵, 毫无规律, 搞得他彻夜难眠。但说来也奇怪, 有时他好像又丧失了痛觉, 手脚被划伤、被烫伤也感觉不到疼痛。有一天, 他起床下地就感觉双脚像踩在了棉花上, 仿佛丧失了脚底与地面的触感。

　　老贾来到医院皮肤科咨询, 结果皮肤科医生将他转到了内科, 经检查才发现他得了 2 型糖尿病, 之所以出现这些症状, 是因为发生了糖尿病神经病变。老贾震惊不已, 很难接受这个事实。为什么会这样呢?

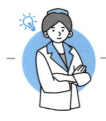

快问快答

问 糖尿病对神经的损害有多大?

　　答: 糖尿病对神经的损害从患病第一天就开始了, 但由于难以察觉, 往往会侵害神经, 导致无可挽回的伤害。

　　糖尿病对神经的损伤主要体现在对痛觉神经病变、自主神经病变、运动神经病变等周围神经的损伤, 后期则会发展为中枢神经病变。

　　从患病的第一天起, 糖尿病对神经的损伤就已经开始了, 只是它难以察觉，所以很多已经发生周围神经病变的患者，对自己患糖尿病一事一无所知，当有了神经病变的症状，才到医院就诊，结果查出 2 型糖尿病。

一开始，患者只会表现为手脚麻木、皮肤瘙痒、触感降低的症状，接着患者会莫名感觉到手脚疼痛、灼烧感强烈等，但这种损伤也只是冰山一角。当这种损伤蔓延至自主神经时，就会发现自己似乎达到了"无痛"的境界，这才是最危险的。患者很可能会因为"无痛"而发生伤口感染而不自知，结果从小溃疡发展为截肢。自主神经受损，还会让肠胃功能紊乱、膀胱功能受损，出现便秘或腹泻、排尿困难或尿失禁等现象。

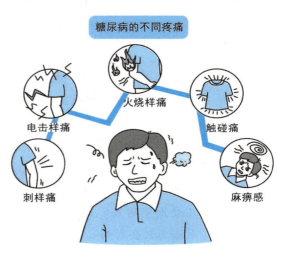

糖尿病神经病变最严重的是对中枢神经的损伤，即长期高血糖会增加认知功能障碍和痴呆的风险。

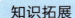

知识拓展

怎样预防糖尿病神经病变

糖尿病患者不可只检查空腹血糖，因为即便空腹血糖正常，也难保餐后血糖和 HbA_{1c} 不出现异常。所以，当空腹血糖达到了正常范围的上限，一定要查餐后血糖和 HbA_{1c}，这样才能不漏诊，从而及时避免并发症的损害。只有血糖稳定且持续达标，才能避免糖尿病给身体造成的各种损伤。

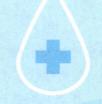

糖尿病患者需要预防心血管疾病吗?

　　庄先生患2型糖尿病十余年了,一直觉得只要血糖数值大体平稳就万事大吉,平日里对血压、血脂等指标并未过多上心。

　　前几日,庄先生爬楼梯时突然感觉胸口像压着块大石头,喘不上气来。他以为只是累到了,并没当回事,可接下来几天,每次爬楼都让他气喘吁吁,而且不适感越发强烈。紧急就医后,检查结果让他震惊不已,他得了冠状动脉粥样硬化性心脏病,也就是心脏血管发生几处严重堵塞。医生说这是糖尿病的并发症,庄先生表示不理解,血糖怎么会影响心血管呢?

　　医生严肃地说:"糖尿病病程太长,早已悄悄损伤血管内皮,血糖波动加上高血压、高血脂的'推波助澜',粥样斑块在冠状动脉里野蛮生长,最终酿成大祸。"

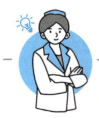

快问快答

问 **糖尿病患者需要预防心血管疾病吗?**

答:十分需要,糖尿病患者发生心血管疾病的风险是无糖尿病者的2～4倍。

　　正常的血管内皮能够维持血管的舒张和收缩功能,并阻止血小板聚集和脂质沉积,但高血糖会导致内皮细胞功能紊乱,引发一系列炎症反应。比如,它会激活白细胞,使其黏附于血管内皮,释放炎症介质,进而促进动脉粥样硬化的形成。

其实，患糖尿病时间长了，患者很容易伴有血脂异常和血液黏稠度增加的情况。血糖升高会促使肝脏合成更多的甘油三酯，降低高密度脂蛋白胆固醇水平。高血糖还会使血液中的纤维蛋白原等凝血因子增多，使血液处于高凝状态。这就如同河流中泥沙增多、水流变缓一样，血液更容易在血管壁沉积，形成血栓，增加冠心病、心肌梗死等心血管疾病的风险。

长期高血糖会影响心肌细胞的代谢，使心肌细胞肥大、纤维化。这种心肌病变会导致心脏收缩和舒张功能障碍，早期可能表现为劳力性呼吸困难，随着病情的发展会出现心力衰竭。因此，糖尿病患者需要从多个方面预防心血管疾病。

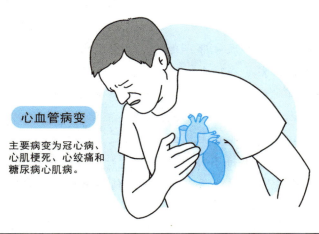

心血管病变

主要病变为冠心病、心肌梗死、心绞痛和糖尿病心肌病。

知识拓展

肥胖患者更容易发生心血管病变

肥胖患者体内脂肪堆积过多，脂肪细胞会释放大量炎症因子，致使血管内皮受损，动脉粥样硬化悄然启动，血管变窄、弹性降低。另外，肥胖常伴随胰岛素抵抗，导致血糖、血脂代谢紊乱，如甘油三酯飙升、高密度脂蛋白胆固醇水平降低，血液黏稠度增加，大大提高了心血管病变的发生概率。

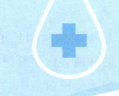

脚变得越来越娇气怎么办？

老吴患2型糖尿病已有些年头，平日里仗着身体还算硬朗，不太在意血糖管控。不过，最近，他的生活被自己的两只脚搅得不得安宁。

老吴先是觉得脚底麻麻痒痒的，像有小虫在爬。渐渐地，双脚开始频繁刺痛，尤其在晚上，那疼痛似无数钢针在扎他，折磨得他无法入睡。有时候，早晨下床时，脚掌一着地，就疼得他倒吸一口凉气。起来活动一番，会感觉好些，但不能活动太久。

以往他轻轻松松能走上几公里去买菜，如今走个几百米就双腿发软，脚步踉跄，不得不停下来歇息。鞋子稍微紧一点、硬一点，脚就像被钳子夹着，难受至极，老吴只能不断翻找柔软、宽松的旧鞋穿。

最后，在家人的陪同下，老吴到医院接受检查，医生说这已经是糖尿病足的初期症状了。医生严肃地说："若再不严控血糖、积极治疗，后续脚部溃疡、感染这些更棘手的问题随时会找上门。"

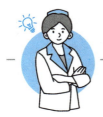

快问快答

问 糖尿病患者的脚变得越来越娇气怎么办？

答：要开始警惕糖尿病足了。

糖尿病会引起神经病变。当周围神经受损时，患者脚部的感觉会变得迟钝，对疼痛、温度和压力的感知能力下降。自主神经病变会影响脚部的汗腺分泌和血液循环，导致脚部皮肤干燥、开裂，而血液循环不良则导致脚部组织得不到充足的营养和氧气供应。

另外，如果长期高血糖使血管内皮受损，下肢血管发生粥样硬化，血管腔变窄，血液流动不畅，就会出现麻木、走路疼痛的现象，也就是脚变得娇气了。这时，糖尿病患者要引起重视，不可马虎大意。首先要找到病因，看是长期高血糖引起的神经病变，还是血管内皮受损导致的，从而有针对性地进行治疗。

一般来说，出现这些症状，糖尿病患者要彻底戒烟，改掉跷二郎腿的习惯，减少脂肪摄入，另外要规律运动，以促进血液循环，增强肌肉能力。还可以有针对性地进行一些能改善下肢动脉硬化的运动，如伯格运动。有必要的话，患者还可以长期服用一些抗血小板药物预防血栓。

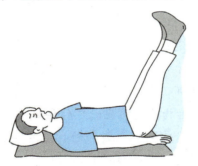

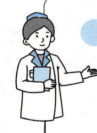

知识拓展

伯格运动

伯格运动可以帮助改善下肢血液循环。

患者首先需要仰卧，将双腿抬高，与床面呈一定角度，保持这个姿势 2 分钟左右，让血液回流。

然后，双足自然下垂，像平时坐着一样，接着左右摆动，同时脚趾上翘、伸展、收拢，重复动作 5 分钟左右，使血液充盈下肢血管。

最后，患者进行原地踏步或者屈伸下肢的动作，促进血液循环。

糖尿病足能泡脚吗？

　　老杨患糖尿病已十年有余，由于年轻时没有太在意，如今并发糖尿病足，每天两只脚令他苦不堪言。到了晚上，老杨就想让肿胀的双脚放松放松，于是给自己买了一个足浴桶，养成了每天泡脚的习惯。

　　这天，老杨在泡脚时，不小心睡着了，等醒来已经是一个小时以后了。这时，他才发现双脚已经泡得通红，用毛巾一擦，居然擦掉一层皮。这可吓坏了家人，第二天，老杨就在家人的陪伴下去医院检查。医生看着老杨已经明显溃烂的伤口，神情凝重地说："你这糖尿病足怎么能这么泡脚呢？脚部的神经不灵敏了，水温稍高就可能被烫伤，一旦破皮，在高血糖的环境下，感染会迅速蔓延，坏疽也会找上门，你可不能再这么泡脚了！"

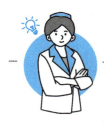

快问快答

问　糖尿病足不能泡脚吗？

答：视情况而定，如果病患足部发生溃烂，就不能泡脚。

　　对于没有明显伤口、溃疡的早期糖尿病足患者来说，是可以泡脚的，但也要讲究方法。患者必须确保水温合适（水温应控制在37℃左右，接近人体体温即可），且泡脚时间不能超过15分钟。合适的水温和时间可以促进脚部血液循环，缓解一些因血液循环不畅引起的不适感。

　　但长时间让脚处于温热环境会使局部血液循环加快，对于下肢血管病变的患者，血管会过度扩张，容易引起局部组织充血。一旦本身皮肤有微小破损，就会增加细菌感染的风险，在高血糖环境下，感染一旦发生就容易引发严重的糖尿病足并发症。

因此，糖尿病足患者如果已经出现伤口、溃疡，哪怕是很小的伤口，都不建议泡脚。同时，糖尿病患者往往存在神经病变，对温度的感知不敏感，很容易出现烫伤而不自知的情况。一旦烫伤，在高血糖的环境下，伤口会很难愈合，容易引发严重的感染、坏疽，导致病情急剧恶化。

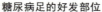

糖尿病足的好发部位

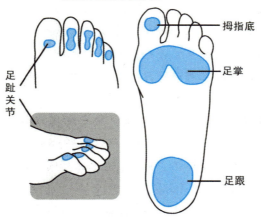

足趾关节

拇指底

足掌

足跟

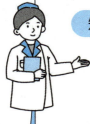

知识拓展

坏疽

坏疽是身体组织坏死的一种表现。糖尿病患者由于血管病变和神经损伤，肢体末端如脚趾等部位易出现坏疽。坏疽部分的组织会变黑、干枯，甚至溃烂发臭，严重时可能需要截肢来防止感染扩散，对患者的身体和生活造成巨大影响。

糖尿病合并痛风
怎么办？

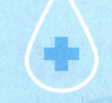

　　老周刚过 50，体形富态，平日里饭局不断。近几年，身体频频亮起红灯，先是确诊了 2 型糖尿病，每天得按时吃药控糖。可一波未平一波又起，一天夜里，他的大脚趾突然剧痛，关节处又红又肿，像被烈火灼烧，连轻轻蹭一下床单都疼得他直冒冷汗，到医院一查，竟是痛风急性发作。

　　原来老周长期不忌口。一方面，胰岛不堪重负，血糖失控；另一方面，体内嘌呤代谢全乱了套，导致尿酸飙升。如今，他每餐都发愁，多吃点主食，血糖就"上蹿"，吃点肉喝点汤，痛风立马"报复"，脚趾疼得他都走不了路。

　　医生严肃叮嘱："降糖药、降尿酸药必须规律服用，饮食得彻底大改，烟酒也得戒干净。"老周懊悔万分，在糖尿病和痛风的双重夹击下，才终于明白健康账容不得半点糊涂。

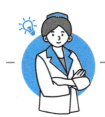

快问快答

问　糖尿病合并痛风是什么？怎么办？

答：当糖尿病和痛风同时存在于一个患者身上时，就称糖尿病合并痛风。两者都是因代谢紊乱而起，可一并控制和治疗。

　　糖尿病患者往往存在胰岛素抵抗的情况，这本身就会影响尿酸的代谢。胰岛素抵抗会使肾脏对尿酸的重吸收增加，同时减少尿酸的排泄，从而导致血尿酸升高，引起痛风。

对于糖尿病合并痛风患者而言，要更加注意控制饮食。动物内脏、海鲜、肉汤等高嘌呤食物不仅会使尿酸生成过多，而且这些食物通常含有较高的脂肪和糖分，不利于血糖控制，还会加重代谢紊乱，增加痛风发病的概率。

同时，患者还要减少饱和脂肪和反式脂肪的摄入，因为高脂肪饮食不仅会减少尿酸排泄，还容易引起胰岛素抵抗，加重糖尿病病情。

糖尿病合并痛风患者要戒烟戒酒，适量运动，保证每周有 150 分钟的运动量，进而控制体重。

在药物使用上，除降糖药外，在痛风急性发作期，患者还可服用非甾体抗炎药（如布洛芬）来缓解关节疼痛和炎症。病情缓解后，需要科学服用降尿酸药物，如别嘌醇和非布司他、苯溴马隆等。使用降尿酸药物时要注意从小剂量开始，并且要监测血尿酸水平和肝肾功能。

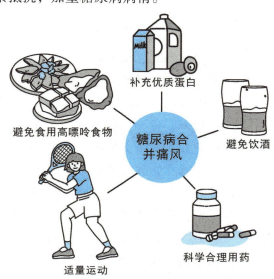

补充优质蛋白

避免饮酒

糖尿病合并痛风

避免食用高嘌呤食物

科学合理用药

适量运动

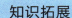

知识拓展

嘌呤

嘌呤是一种有机化合物。它分为内源性和外源性：内源性嘌呤由人体自身细胞合成，参与构建 DNA、RNA 等重要生命物质；外源性嘌呤来自食物。嘌呤在体内最终代谢为尿酸，正常情况下尿酸经肾排出。若嘌呤代谢紊乱，尿酸生成过多或排泄减少，会使血尿酸升高，导致痛风、高尿酸血症等疾病。

尿液出现泡沫是合并肾病了吗？

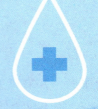

老郑患2型糖尿病多年，但他始终小心谨慎地应对自己的疾病。他每天严格按医嘱控糖，饮食清淡、坚持运动，血糖仪不离手，定期复查各项指标，因此，多年来血糖一直较为平稳。

近来，老郑晨起排尿时，发现尿液表面总是浮着一层细密小泡沫，而且不散去。他心里"咯噔"一下，想起"糖友"群里有人提过这可能是肾脏出问题的迹象。于是，他立刻在微信上跟医生沟通，医生告诉他不要慌，说正常人的尿液也可能出现泡沫，不能就此判断是否合并肾病了，还是要通过检查来确诊。

第二天，医生详细检查后，神色凝重地告诉他，他的肾脏确实受糖尿病累及，出现早期肾病症状了，不过好在发现及时。医生解释道："高血糖长期侵蚀肾脏微血管，致滤过功能失常，使尿液中蛋白含量升高，这才出现泡沫。"后续老郑积极治疗，调整用药，有效延缓了肾病进展。

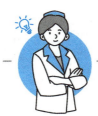

快问快答

问　**尿液出现泡沫是合并肾病了吗？**

答：尿液出现泡沫不一定是糖尿病合并肾病，但可以作为一个警惕信号。

正常人的尿液也可能会出现泡沫，如喝水较少、小便较急促都可能使尿液出现泡沫，但这种泡沫一般比较大，而且很快会消散。另外，如果健康人最近摄入蛋白质过多，经过身体代谢后，尿液中蛋白质含量增加，也可能出现泡沫。但这并不意味着肾脏出现了问题，因此单凭尿液中出现泡沫无法判断是否得了肾病。

　　然而，对于糖尿病患者来说，尿液长期出现细小且不易消散的泡沫确实可能是糖尿病合并肾病的一个信号。因为出现糖尿病合并肾病时，肾脏的滤过功能受损，血液中的蛋白质会漏到尿液中，形成蛋白尿，从而导致尿液泡沫增多。不过，要确诊糖尿病合并肾病，不能仅靠尿液中出现泡沫这一现象，还需要结合其他检查，如检测尿蛋白定量、肾功能（血肌酐、尿素氮等），以及肾脏超声等来综合判断。

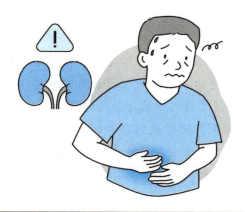

知识拓展

怎样预防糖尿病合并肾病

　　糖尿病合并肾病主要表现为不同程度的蛋白尿和肾功能减退，但糖尿病合并肾病早期往往并没有明显的症状，需要定期（至少一年一次）做尿常规、尿蛋白、血肌酐等检查。尿微量白蛋白检测是早期发现糖尿病合并肾病的重要手段，如果尿微量白蛋白排泄率在 30 ～ 300mg/24h，提示可能出现早期肾病。

什么是无症状低血糖？

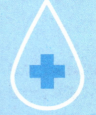

69岁的田阿姨患2型糖尿病多年，一直遵医嘱按时服药、定期复查，血糖控制得还算平稳。可最近，家人发觉她有些异样。

往常田阿姨精神头挺足，近几日却时常神情恍惚、反应迟钝，说话前言不搭后语。家人以为田阿姨只是年纪大了，没休息好，可这种状况越发频繁。家人怀疑田阿姨患了阿尔茨海默病，于是带她去医院做检查。检查结果显示田阿姨虽有轻微的脑萎缩，但只是正常的年龄退化，排除了患阿尔茨海默病的可能。

在医生的建议下，田阿姨转到内科，做了血糖检测，结果发现数值低至2.8mmol/L。医生赶紧给田阿姨服用了20克葡萄糖水，然后重复测量血糖，直到血糖恢复正常。

事后，医生解释道："这属于无症状低血糖，患者往往不会出现饥饿、心慌手抖的感觉。由于没有症状，这种情况十分凶险，如果反复低血糖发作，或者低血糖水平持续时间较长，会导致脑水肿，脑神经元坏死，严重的会昏迷，危及生命。"

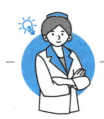

快问快答

问 **什么是无症状低血糖？**

答：糖尿病患者血糖值 ≤ 3.9mmol/L，却没有出现心慌、手抖、出汗、饥饿感、头晕、乏力等常见的低血糖症状，这就是无症状低血糖。

　　无症状低血糖是比较危险的情况，因为患者无法及时察觉血糖过低而采取措施进行纠正。无症状低血糖也属于长期糖尿病的一种并发症，它的发生主要是因为长期高血糖导致机体神经病变，尤其是自主神经病变，机体对低血糖的反应阈值升高。例如，当血糖下降时，正常情况下人体会通过释放肾上腺素等激素来产生一系列低血糖症状，但在神经病变后，这种反应机制被破坏。另外，一些老年人或者服用某些药物的患者，也容易出现无症状低血糖的情况。

　　要想预防无症状低血糖，需要糖尿病患者及其家人共同努力，更加严格地控制饮食，增加血糖监测频率，及时调整药物剂量。增加血糖监测频率是关键，特别是在调整降糖药物剂量、改变饮食或运动计划期间。通过频繁的监测，即使没有低血糖症状，也能及时发现血糖异常下降的情况。

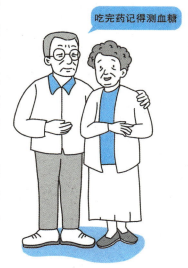

吃完药记得测血糖

　　糖尿病患者及其家人要充分了解低血糖的相关知识，学会识别低血糖，当患者出现异常行为或者意识模糊等情况时，家人要能够及时发现并采取措施，如给患者喂服糖水等。

知识拓展

低血糖与大脑损伤

　　大脑没有糖原储备，因此是人体较依赖葡萄糖的器官之一。当血糖低于 3.0mmol/L 时，就会影响大脑的正常功能。患者可能会出现头晕、头痛、视力模糊、意识障碍、行为异常等症状。如果低血糖持续数小时，大脑细胞会因能量缺乏而发生不可逆的损伤，导致认知功能下降、记忆力减退，甚至可能引发昏迷和死亡。

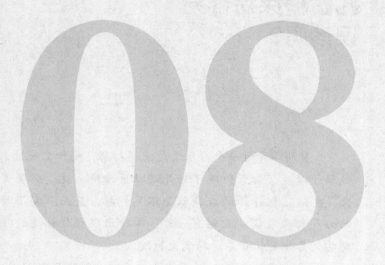

高风险"糖友"该如何自救

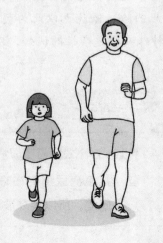

儿童糖尿病容易误诊吗？

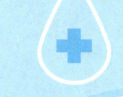

　　6 岁的泽泽近一个月来总是没精打采，吃什么吐什么，还时不时喊肚子疼。父母带他跑了好几趟社区诊所，说是肠胃炎，又是消炎又是补液，但泽泽的症状丝毫不见好转，反而越发消瘦，连站起来的力气都快没了。直到有一天，泽泽出现轻度昏迷的症状。心急如焚的父母才赶忙带泽泽转到大医院。

　　一番全面检查后，医生神色凝重地告诉泽泽的父母："泽泽患的竟是 1 型糖尿病。"原来持续高血糖让泽泽并发酮症酸中毒，这才引发一系列酷似肠胃问题的症状。由于此前误诊，没及时调控血糖，病情急剧恶化，多脏器已受高血糖环境冲击。

　　医生立刻制订了降糖、纠正酸中毒及补充液体等一系列紧急治疗方案。万幸救治及时，泽泽的血糖逐渐平稳，精神也慢慢恢复。病房里，懊悔不迭的父母这才意识到糖尿病居然也能发生在儿童身上，而且如此凶险。医院也以此为契机，组织内部学习，深化医护人员对儿童特殊病症复杂性的认知，以免误诊的上演。

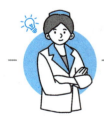

快问快答

问　**为什么儿童糖尿病容易被误诊？**

答：儿童糖尿病存在隐匿性特点，且人们普遍存在认知偏差，所以容易被误诊。

　　儿童糖尿病起病较急，"三多一少"的症状可能不明显，再加上儿童有时难以准确地表达自己的感受。而且，不少儿童糖尿病患者还会出现一些非典型症状，如呕吐、腹痛、乏力、精神萎靡等，容易与其他常见的儿童疾病混淆。

1型糖尿病的发病高峰多在儿童期和青春期。这个年龄段的孩子本身就容易生病，一些常见的儿童疾病症状很有可能会掩盖糖尿病的症状。

部分基层医生对儿童糖尿病的认识不足，在临床诊断中，便会优先考虑更常见的儿童疾病，而不会及时考虑糖尿病的诊断。而且，儿童糖尿病的诊断需要详细询问病史、家族史等信息，在繁忙的临床工作中，这些细节很容易被忽略。

另外，儿童糖尿病的确诊也存在难度。如孩子害怕采血针而不配合，导致检测结果不准确或者无法顺利完成检测。再加上一次血糖检测并不能做出最终的判断，还要综合考虑HbA_{1c}、尿糖等指标，但这些指标在没有预设的前提下是不会盲目检测的，从而进一步增加了诊断的难度。

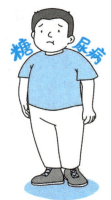

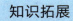
知识拓展

纠正酸中毒

酸中毒是指体内酸性物质产生过多或碱性物质丢失过多，使血液 pH 值降低的病理状态。糖尿病酮症酸中毒，是指体内酮体产生过多，或者在严重腹泻、肾功能衰竭等情况下，酸性代谢产物不断蓄积。纠酸主要是通过静脉输注碱性药物来中和体内过多的酸性物质，使血液 pH 值恢复到正常范围，改善机体的内环境。

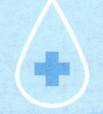

儿童也会得 2 型糖尿病吗？

　　12 岁的小宇身形圆滚滚，是个不折不扣的"小胖墩"，最爱吃炸鸡、喝可乐，体育课总是能躲就躲。近来，他总喊口渴，夜里频繁起夜喝水，上课也昏昏欲睡，成绩下滑。父母起初没在意，只当孩子学习累了。

　　可这种情况越发严重，小宇的体重也莫名降了些，还总说没力气。父母原本还很开心"小胖墩"能瘦一点，直到有一天学校来电说小宇趴在课桌上叫不起来了，这才着了急，急忙带他去医院检查，结果发现小宇的血糖远超正常范围，竟患上了 2 型糖尿病。原来长期不良饮食与缺乏运动，让小宇体内脂肪堆积，细胞对胰岛素响应失灵，血糖失控，这才陷入轻度昏迷，差点出大事。

　　医生严肃叮嘱，药物治疗的同时，必须改变饮食，严禁高糖、高脂食物的摄入，增加蔬果、谷物的摄入，每天坚持运动。小宇的父母懊悔不已，只能积极配合治疗。

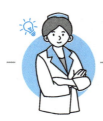

快问快答

问　儿童也会得 2 型糖尿病吗？

答：儿童 2 型糖尿病发病率呈明显上升趋势。

　　过去，儿童多是 1 型糖尿病患者群体，但近年来，患 2 型糖尿病的儿童呈增多的趋势。究其根源，问题多出在肥胖上，可以说，肥胖是儿童 2 型糖尿病的重要危险因素。看看那些小小年纪便体态臃肿的孩子，高热量的快餐食品、各类甜腻饮料不离口，蔬菜水果却少得可怜，加上课余时间大多被电子产品霸占，户外运动严重缺乏。长此以往，体内脂肪过度堆积，脂肪细胞释放出的炎症介质，干扰了胰岛素正常的信号传导通路，身体细胞对胰岛素"视而不见"，产生了胰岛素抵抗。胰腺为维持血糖平衡，只能拼命分泌更多胰岛素，日复一日，胰腺不堪重负，功能逐渐衰退，血糖也就失控飙升，2 型糖尿病由此滋生。

遗传因素也是一大原因。倘若家族中有 2 型糖尿病史，那孩子体内相关的致病基因便会影响糖代谢的关键环节，从胰岛素的合成、分泌到细胞表面受体的功能，无一不被波及，令孩子天生就处于发病的高风险地带。如果祖辈、父辈多人患糖尿病，孩子自幼便需格外警惕，稍不留意，糖尿病便可能乘虚而入。

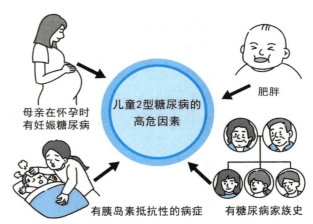

母亲在怀孕时有妊娠糖尿病

儿童2型糖尿病的高危因素

肥胖

有胰岛素抵抗性的病症

有糖尿病家族史

知识拓展

脖子发黑，警惕胰岛素抵抗

发生胰岛素抵抗时，身体会出现高胰岛素血症。高水平的胰岛素会刺激皮肤内的胰岛素样生长因子 -1 受体，导致皮肤过度角化和色素沉着增加，尤其是在颈部、腋窝等皮肤褶皱处。这种黑变病称为黑棘皮病，是胰岛素抵抗的一个外在表现，在肥胖儿童或 2 型糖尿病患者中较常见。

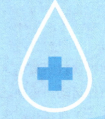

儿童糖尿病患者长大后能正常生活吗？

小辉 7 岁时被确诊为 1 型糖尿病，每天需要注射胰岛素，不能像其他孩子一样吃零食，必须小心翼翼地控制饮食，妈妈既心疼又无奈。从确诊后，小辉妈妈每日忧心忡忡，为孩子的病情和将来担心。

随着小辉渐渐长大，妈妈的担忧越发严重。孩子马上要升初中了，她担心学校里没人能照顾小辉的特殊情况，万一低血糖发作可怎么办？以后小辉还能像健康人一样上大学、追求梦想吗？

孩子以后能否找到真心接纳他的伴侣呢？这个病会不会影响生育呢？无数个夜晚，妈妈辗转难眠，满脑子都是这些揪心的问题。

后来，妈妈带小辉去了专业的糖尿病儿童成长咨询门诊。医生说只要控制住病情，在血糖稳定的情况下是可以正常上学、工作、结婚生子的。

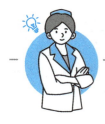

快问快答

问 **儿童糖尿病患者长大后真的能正常生活吗？**

答：影响正常生活的从来不是疾病，而是病情，只要控制住病情，是可以正常上学、结婚生子的。

患儿在血糖控制良好的情况下，是可以和其他同学一样参加学习和各种学校活动的。不过，家长需要提前和学校做好沟通。例如，让老师和同学了解糖尿病的基本情况，以便在低血糖等紧急情况发生时能及时提供帮助。同时，患者自己也要学会在学校里合理管理血糖。

结婚前，糖尿病患者应该和伴侣一起了解糖尿病可能对家庭生活和未来生育带来的影响，得到伴侣的理解和支持对后续的生活和疾病管理非常重要。

到了生育年纪，女性患者怀孕前需要进行全面的孕前评估，包括血糖、HbA_{1c}、肾功能、眼底检查等。孕期更要严格控制血糖，因为妊娠期高血糖会增加胎儿畸形、早产、巨大儿等风险。对于男性患者而言，高血糖会影响精子质量，备孕前需要做好医疗咨询，更严格地控制血糖。

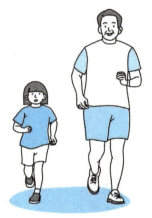

知识拓展

糖尿病患者如何应对高考体检

在体检前，家长和患者要整理好既往的糖尿病诊疗资料，以及日常血糖控制情况，必要时向医生如实说明情况。体检前 3 天，患者一定要控制住血糖，体检当天要注意按时注射胰岛素或用药，并准备好糖果、零食，防止发生低血糖。

怎样判断得了妊娠糖尿病？

38岁的晓敏是自从怀孕后，就感到身体各种不适。怀孕第26周时，更是问题百出，如夜里总要起夜两三次，还总是口渴，常觉得口干舌燥，刚喝完水又觉得口渴难耐，胃口大得出奇，每时每刻都在往嘴里塞食物，但奇怪的是，她的体重不但没有按孕期正常节奏增长，反而下降了。

更要命的是，晓敏还反复检查出了妇科炎症，用药后缓解几天又会感染，让她苦不堪言。

产检时，晓敏只好咨询医生，医生安排她做了OGTT，结果空腹血糖5.3mmol/L，1小时血糖10.8mmol/L，确诊为妊娠糖尿病。原来，晓敏本就是高龄产妇，身材又偏胖，怀孕后饮食上毫无节制，偏爱高糖水果和精细面食，运动量又极少，致使血糖失控。

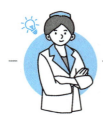

快问快答

问 怎样判断得了妊娠糖尿病？

答：看是否出现"三多一少"、反复感染的症状，或者通过OGTT来判断。

妊娠糖尿病患者与普通糖尿病患者一样，可能出现多饮、多食、多尿、体重明显减少的情况。虽然正常孕期也会出现"三多"的情况，但很少出现"一少"，因此当孕期妇女出现"三多一少"的情况时，有理由怀疑是否得了妊娠糖尿病。

另外，高血糖环境为细菌、真菌的滋生提供了温床，孕妇反复出现霉菌性阴道炎，泌尿系统感染的概率也会增加，表现为尿频、尿急、尿痛等症状。

孕妇血糖升高会导致胎儿血糖也升高，胎儿会产生渗透性利尿，导致羊水过多。孕妇可能会感觉腹部胀痛、呼吸困难、行动不便等。

一般来说，出现以上症状，再加上孕期妇女存在高危因素（如孕妇年龄 ≥ 35 岁，孕前超重或肥胖，有糖尿病家族史等），那么就可以尽早进行 OGTT 检测，来筛查是否患有妊娠糖尿病了。

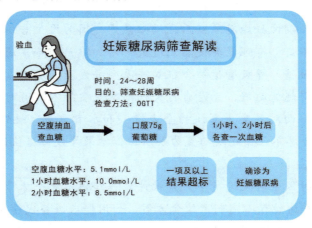

知识拓展

糖筛检测

糖筛是妊娠糖尿病筛查的简称。一般孕妇在怀孕 24 ~ 28 周要进行 OGTT 来筛查妊娠糖尿病。检查前，孕妇需要空腹 8 ~ 14 小时测空腹血糖，然后口服 75g 葡萄糖（溶解在 300ml 水中）。在服糖后的 1 小时、2 小时分别再测血糖。如果空腹血糖 ≥ 5.1mmol/L、1 小时血糖 ≥ 10.0mmol/L、2 小时血糖 ≥ 8.5mmol/L，只要其中一项达到或超过这个标准，就可诊断为妊娠糖尿病。

妊娠糖尿病患者的血糖是越低越好吗？

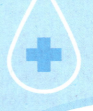

晓敏在确诊妊娠糖尿病后，满心焦虑，因为医生告诉她，如果血糖控制不好，有可能会使胎儿过大，增加难产风险，还可能引发新生儿低血糖、呼吸窘迫综合征等一系列并发症。所以，她觉得血糖必须降得越低越好，于是自行大幅削减主食摄入，有时甚至饿到头晕心慌，面对餐桌上寡淡的全麦馒头和水煮青菜，她馋得厉害，偶尔还是会忍不住偷吃块巧克力解解馋，结果导致血糖值波动剧烈，忽高忽低。

产检时医生对她进行了严肃批评，告知她不能一味降糖，要科学饮食，并为她精心定制了饮食方案。如用糙米饭替代精米、白面，每餐搭配充足的蔬菜与适量的瘦肉、豆腐，还将每日进食分 5～6 餐，避免餐后血糖飙升。同时，要求她每天午后散步半小时，微微出汗又不过度疲惫即可。

慢慢地，晓敏的血糖稳定下来，每次产检胎儿各项指标都正常，最终晓敏顺利剖宫产下健康宝宝，产后复查血糖也恢复了正常，这段波折经历让她彻底告别不良生活习惯。

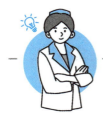

快问快答

问 **妊娠糖尿病患者的血糖是越低越好吗？**

答：不是，治疗妊娠糖尿病不能一味降糖。

由于患者还要孕育胎儿，所以不能强行降糖，应遵医嘱精心治疗。可根据孕妇的体重、孕周、血糖等情况，制订个体化的饮食方案，要控制碳水化合物的摄入，优先选择复杂碳水化合物，如全麦面包、糙米饭等。同时，增加膳食纤维的摄入，保证蛋白质供给，如瘦肉、鱼类、豆类等，还要合理分配三餐和加餐，避免血糖波动过大。

在没有禁忌证的情况下，建议患者每天进行30分钟左右的中等强度运动，如散步、孕妇瑜伽等，从而增加胰岛素敏感性，促进葡萄糖的利用，降低血糖。

如果通过饮食和运动控制，血糖仍不能达标，就需要胰岛素治疗了。注射胰岛素对胎儿相对安全。医生会根据孕妇的血糖水平调整胰岛素的种类和剂量，并且在使用过程中密切监测血糖变化。

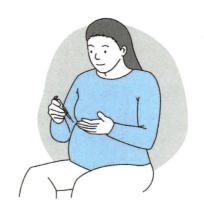

同时，孕妇要定期测量空腹、餐后血糖，记录血糖值，便于医生及时调整治疗方案。还要定期产检，监测胎儿的生长发育情况，包括胎儿大小、羊水量、胎心率等，确保母婴安全。

知识拓展

妊娠期能口服降糖药吗？

大多数口服降糖药会通过胎盘进入胎儿体内，有可能对胎儿造成不良影响，如导致胎儿畸形、低血糖等。近年来有研究发现，某些口服降糖药在孕期特定阶段谨慎使用是相对安全的，如格列本脲，但需要医生的严格指导和密切监测，因此通常不被建议使用。

分娩后，妊娠糖尿病会自愈吗？

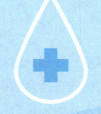

　　乔女士被诊断为妊娠糖尿病，孕期一直小心翼翼地控制饮食、坚持运动，血糖勉强维持在合理范围。

　　几个月后，终于迎来分娩，孩子顺利出生后，乔女士才松了一口气，心想医生说了，妊娠糖尿病可能会随着分娩结束而自愈，这下可以放松了。于是，她开始在月子里放纵自己，高油脂、高糖食物不断。结果，产后复查时，血糖检测结果让她大惊失色，空腹血糖高达 7.5mmol/L，餐后 2 小时血糖更是达到 11.2mmol/L，远远超出正常范围。

　　原来乔女士本身就有家族糖尿病史，孕期的高血糖已经对她的胰岛功能造成了一定损害，再加上产后不良的饮食习惯，导致她的身体无法像部分产妇那样自行恢复正常糖代谢。医生严肃地告知她："若不及时干预，未来可能会引发一系列严重的糖尿病并发症。"乔女士这才意识到产后持续关注血糖的重要性，一时追悔莫及。

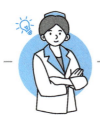

快问快答

问　分娩后，妊娠糖尿病会自愈吗？

答：分娩后，部分妊娠糖尿病患者的血糖会恢复正常，但有些患者依然会存在糖代谢异常的情况。

　　对于大多数妊娠糖尿病患者来说，分娩后，胎盘分泌的各种拮抗胰岛素的激素，如胎盘生乳素、雌激素、孕激素等，会迅速下降。胰岛素抵抗的因素消失，血糖就会逐渐恢复正常。一般在产后 6 ~ 12 周，身体的糖代谢状态会基本恢复到孕前水平。但这些患者的患病原因主要是孕期生理变化导致的血糖异常，产后去除了孕期特殊因素的影响，血糖自然能好转。

但还有一部分患者分娩后血糖无法恢复正常。比如，患者本身胰岛功能就存在一定缺陷，只是这种缺陷在孕期被诱发出来，或者在孕期由于血糖长期处于较高水平，对胰岛细胞造成了一定的损伤。这些患者在产后就可能被诊断为糖耐量减低或 2 型糖尿病。据统计，有妊娠糖尿病史的女性，在产后 5 ~ 15 年内患 2 型糖尿病的概率会明显增加。因此，产后定期进行血糖监测对有妊娠糖尿病史的女性来说非常重要。

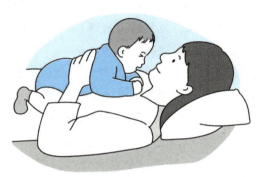

知识拓展

妊娠糖尿病的偶然发现

直到 20 世纪初期，人类都还没有专门针对妊娠糖尿病的诊断和研究。那时，医生只是发现有些孕妇在孕期会出现类似糖尿病的症状，如多饮、多食、多尿等，但并没有将其作为一种独立的疾病来看待。20 世纪中后期，随着医学研究的不断深入，才逐渐认识到这是一种与孕期的生理变化密切相关的特殊类型糖尿病，并正式将其命名为妊娠糖尿病。

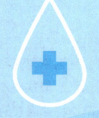

老年患者调控血糖时
需要注意哪些问题？

年近七旬的李大爷患糖尿病多年。一日，他在社区医院复查后，满脸愁容地向医生诉说自己的困扰。原来，李大爷一直努力调控血糖，可效果不尽如人意。他严格遵医嘱服药，但仍偶尔出现头晕、乏力的症状。饮食上，他尝试减少主食的摄入，增加蔬菜和瘦肉，但总感觉饥饿难耐，有时忍不住多吃几口，血糖便大幅波动。运动方面，他坚持每天散步半小时，但有次因运动时间过长，差点儿晕倒。

此外，李大爷还患有高血压，一直在服用降压药。他担心这些药物与降糖药相互作用，影响健康。而且，长期患病让他情绪低落，有时甚至想放弃治疗。所以，李大爷想问，像他们这样的老年人在调控血糖时，需要额外注意哪些问题，才能降低风险。

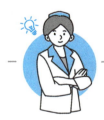

快问快答

问 **老年患者调控血糖时需要注意哪些问题？**

答：老年人的血糖控制标准其实可以适当放宽一些，不
　　必跟年轻人比。

老年糖尿病患者的最大风险在于低血糖，而非高血糖。因为老年人对低血糖的耐受性差，即便出现低血糖，症状也可能不典型。部分老年人低血糖时可能不会出现明显的心慌、手抖、出汗等症状，而是直接表现为认知障碍、嗜睡、精神错乱，甚至昏迷。因此，老年人在调控血糖的过程中，要特别注意预防低血糖，如使用降糖药物或胰岛素后，一定要按时进餐，并且保证每餐有足够

的碳水化合物。老年人可以适当放宽血糖控制标准，如空腹血糖＜ 7.2mmol/L，睡前血糖＜ 8.3mmol/L，HbA_{1c} 维持在 7.5% ～ 8%mmol/L 也是可以的。

　　饮食方面，老年患者只要遵循粗细搭配、荤素搭配，少油少盐，增加膳食纤维的摄入即可，不必特别严苛。运动方面，老年人的身体机能下降，运动能力有限，因此老年患者适合进行低强度、长时间的有氧运动，如散步、太极拳、瑜伽等，时间不宜过长，保持在 30 分钟以内即可。

　　长期的疾病困扰可能会使老年患者产生焦虑、抑郁等情绪，家人和医护人员要特别关注老年人的心理状态，给予他们足够的关心和支持。

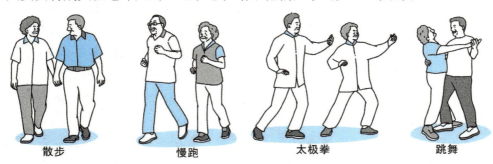

散步　　　　　　慢跑　　　　　　太极拳　　　　　　跳舞

知识拓展

糖尿病与牙齿脱落有关

　　糖尿病患者患牙周炎、牙龈炎等口腔疾病的概率比普通人高很多，这是因为高血糖环境有利于细菌在口腔内滋生繁殖，一旦口腔出现感染，伤口愈合会比较慢，严重时甚至可能导致牙齿松动、脱落。所以，糖尿病患者除关注血糖控制外，还不能忽视口腔卫生保健，应定期进行口腔检查和清洁。

老年患者为什么容易出现夜间低血糖？

　　李大爷年近七旬，患糖尿病多年，一直靠药物控制血糖。近来，他的食欲不佳，晚餐仅喝了小半碗粥便早早睡下。

　　半夜，李大爷突然从睡梦中惊醒，只觉心慌意乱、冷汗淋漓，全身乏力得厉害。他试图叫醒隔壁房间的儿子，却只能发出微弱的呼喊声。原来，由于晚餐进食过少，而他日常服用的长效降糖药仍在持续发挥作用，导致夜间血糖急剧下降。

　　儿子闻声赶来，发现父亲状态不对，急忙找出血糖仪一测，血糖值仅有 2.8mmol/L。他赶忙给父亲喂了些糖水，又拿来几块饼干让父亲吃下。过了一会儿，李大爷的症状才逐渐缓解。

　　事后，李大爷在儿子的陪同下前往医院。医生详细了解情况后，调整了他的降糖药物剂量，并叮嘱他一定要规律饮食，睡前适当加餐，还要定期监测血糖，以避免类似情况再次发生。

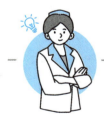

快问快答

问　老年患者为什么容易出现夜间低血糖？

答：主要是因为生理机能衰退。

　　老年人的内分泌功能减退，导致胰岛素的分泌调节能力变弱。正常情况下，身体会根据血糖水平精准地调节胰岛素分泌，而老年人的胰岛细胞对血糖变化的感知和反应变得迟钝。当进食后血糖升高，胰岛素可能延迟分泌，导致餐后血糖过高；而在夜间空腹状态下，又可能出现胰岛素分泌相对过多的情况，从而引发低血糖。

同时，老年人的肝肾功能也在下降。肝脏是糖原合成和分解的重要场所，肾脏对胰岛素等物质的代谢也起关键作用。肝脏功能下降会影响糖原的储备和释放，在夜间长时间不进食时，无法及时提供足够的葡萄糖来维持血糖稳定；肾功能减退会使胰岛素的清除减慢，延长胰岛素在体内的作用时间。

再加上老年人的睡眠质量不佳，夜里频繁醒来，身体会消耗更多能量，而肝脏等器官不能及时补充葡萄糖，就容易引发低血糖。

睡前适当加餐可有效降低老年人夜间发生低血糖的风险。如果老年人在睡前感觉有点饿，或者血糖处于偏低水平（如低于 5mmol/L），可以适当吃一些低升糖指数的食物，如一杯温牛奶或者三五块苏打饼干，既有助于睡眠，又不会引起血糖急剧上升。

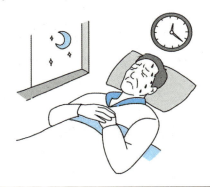

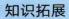

知识拓展

夜间低血糖与身体代谢有关

夜间睡眠期间，人体的新陈代谢会自然减慢，凌晨 3～4 点时达到最低水平。此时，身体对能量的需求十分低，肝脏等器官释放葡萄糖的速度也会相应减慢。如果降糖药物或胰岛素的作用依然在持续，血糖消耗的速度可能会超过身体补充葡萄糖的速度，从而出现夜间低血糖。

与其说糖尿病是一种疾病，不如说它是一个隐匿的健康"杀手"，如今，它已经影响到了全球数以亿计人的生活质量和健康状况。它不单单是医学领域的专业术语，更是大众所关注的健康话题。了解糖尿病的概念、诊断方法、管理与治疗等方面的知识，无论是对糖尿病患者本人及其家属，还是广大普通民众来说，都具有极为重要的意义。这不仅有助于患者更好地管理自身疾病，提高生活质量，延长寿命，还有助于未患病者提前做好预防工作，降低患病风险。

一、糖尿病的概念

上古时期，人类主要靠狩猎和采集为生，这种生活方式使人类的身体适应了食物供应不稳定的情况。当食物充足时，身体会将多余的能量以脂肪的形式储存起来，以备食物匮乏时使用。在饥荒时期，身体则会通过调节代谢机制，减少能量消耗，同时利用储存的脂肪来维持生命。

代谢机制就这样保留在了我们的身体中。然而，随着社会的发展，人类的生活方式发生了巨大变化——食物变得极为丰富，体力活动却大幅减少。在这种情况下，身体仍然按照已有的代谢模式运行，就容易导致能量过剩的情况。长期的能量过剩导致身体的血糖调节系统承受巨大压力，从而增加糖尿病的发病风险。

所以，糖尿病是人类进化过程中的一种遗留问题，并非一种器质性病变。了解这一点，能让我们更清楚地认识到，糖尿病的治疗应是自身管理大于医学治疗。

（一）糖尿病的定义

糖尿病是一种以高血糖为特征的代谢性疾病。其发病原因主要是胰岛素分泌缺陷或其生物作用受损，或者两者兼有。胰岛素是由胰腺中的胰岛 β 细胞分泌的一种重要激素，其主要作用是促进葡萄糖进入细胞内被利用，从而降低血糖水平。当胰岛素出现问题时，葡萄糖就无法正常地被细胞摄取和利用，从而导致血糖在血液中积聚，进而引发糖尿病。

（二）糖尿病的类型

1. 1 型糖尿病

1 型糖尿病多发生在儿童和青少年阶段，但也可发生于其他年龄阶段。其发病机制主要是自身免疫系统错误地攻击了胰腺中的胰岛 β 细胞，导致这些细胞被大量破坏，无法分泌足够的胰岛素。因此，1 型糖尿病患者需要依赖外源性胰岛素注射来维持血糖水平。患者通常起病较急，症状明显，如果不及时治疗，很容易发生糖尿病酮症酸中毒等急性并发症。

2. 2 型糖尿病

2 型糖尿病占糖尿病患者中的大多数，主要发生在中老年人身上，但近年来随着肥胖率的上升，也有青少年被诊断为此类型糖尿病。其发病与胰岛素抵抗和胰岛素分泌不足均有关。一开始，胰腺会试图分泌更多胰岛素以克服抵抗，但随着时间的推移，胰腺 β 细胞功能逐渐衰退，胰岛素分泌减少。2 型糖尿病的发病较为隐匿，很多患者在患病初期可能没有明显的症状，或者仅表现出一些非特异性症状，如疲劳、视力模糊、皮肤瘙痒等。部分患者可能在体检或出现并发症时才发现自己患有糖尿病。

3. 妊娠糖尿病

妊娠糖尿病是指在怀孕期间首次出现的糖尿病。它的发生主要是由于孕期胎盘分泌的各种激素（如胎盘生乳素、雌激素、孕激素等）拮抗胰岛素，使胰岛素敏感性下降，从而导致血糖升高。妊娠糖尿病通常会在分娩后自愈，但妊娠糖尿病患者未来患 2 型糖尿病的风险明显增加。如果妊娠糖尿病得不到有效控制，会对孕妇和胎儿产生诸多不良影响，如孕妇易发生妊娠高血压、羊水过多、感染等，胎儿可能出现巨大儿、畸形、新生儿低血糖等问题。

4. 其他特殊类型糖尿病

还有其他由特定的遗传或疾病等引起的糖尿病类型。例如，某些遗传综合征可伴有糖尿病，一些胰腺疾病（如胰腺炎、胰腺肿瘤等）、内分泌疾病

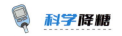

（如库欣综合征、肢端肥大症等）以及药物或化学物质等都可能导致特殊类型糖尿病的发生。

（三）糖尿病的症状表现

1. 典型症状——"三多一少"

多饮：血糖升高，导致血液中的渗透压增高，刺激下丘脑的渗透压感受器，使人产生口渴的感觉，从而导致饮水量增加。患者往往会频繁地感到口渴，需要大量饮水来缓解口渴症状。

多尿：高血糖使得肾脏在过滤血液时，无法完全重吸收葡萄糖，导致大量葡萄糖随尿液排出，而葡萄糖具有渗透性利尿的作用，会带走大量水分，从而使患者的尿量明显增多。患者可能会出现尿频、尿急的症状，尤其是夜间排尿次数增多，严重影响睡眠质量。

多食：由于胰岛素分泌不足或作用障碍，细胞无法充分利用葡萄糖提供能量，身体处于能量缺乏状态，会刺激大脑的饥饿中枢，使患者产生饥饿感，从而导致食欲亢进，食量增加。然而，尽管患者进食量增多，但由于葡萄糖不能被有效利用，体重往往会明显减少。

体重减少：虽然患者食量增加，但因为身体不能正常利用葡萄糖，转而分解脂肪和蛋白质来提供能量，导致体内脂肪和蛋白质被大量消耗，从而出现体重减少的现象。体重减少在 1 型糖尿病患者中往往更为明显，患者可能在短时间内出现明显的消瘦。

2. 非典型症状

皮肤瘙痒：高血糖会导致皮肤组织的糖原含量增加，为细菌和真菌的滋生提供了良好的环境，容易引起皮肤感染和炎症，从而导致皮肤瘙痒。瘙痒部位多见于外阴、肛门周围、手脚等部位，患者会感到皮肤瘙痒难忍，反复搔抓可能会导致皮肤破损、继发感染等问题。

视力模糊：长期高血糖会影响眼部的微血管，导致视网膜病变。视网膜的血管受损后，会出现渗出、出血、水肿等病变，影响视网膜的正常功能，从而使患者出现视力模糊、视力下降等症状。如果糖尿病视网膜病变得不到及时治疗，严重时可能导致失明。

手脚麻木或刺痛：高血糖会损伤神经纤维，尤其是周围神经，出现手脚麻木、刺痛、感觉减退或过敏等症状，这种神经病变通常从四肢末端开始，逐渐向上发展，严重影响患者的生活质量，如影响患者的行走、手部精细动作等。

疲劳乏力：由于细胞不能有效利用葡萄糖，身体缺乏足够的能量供应，患者会经常感到疲劳乏力。即使在休息充足的情况下，也会感到身体疲倦，精神不振，工作和生活效率明显下降。

伤口愈合缓慢：高血糖环境会抑制白细胞的功能，降低身体的抗感染能力，同时影响血管的生成和组织的修复。因此，糖尿病患者一旦出现伤口，如皮肤破损、口腔溃疡等，愈合速度会明显比普通人慢，容易发生感染，且感染后不易控制，可能会导致伤口长期不愈，甚至发展为慢性溃疡。

二、糖尿病的诊断方法

无论是 1 型还是 2 型糖尿病，都存在较大的隐匿性，导致一些患者在出现并发症的情况下才发现患上糖尿病，因此日常诊断非常重要。一般来说，糖尿病诊断分为血糖检测、OGTT、HbA_{1c} 检测，以及尿糖检测和胰岛功能检测。一般，血糖检测就可以确诊，HbA_{1c} 检测可以反映过去 2 ～ 3 个月内身体的平均血糖水平。

（一）血糖检测

血糖检测分为空腹血糖、餐后血糖和随机血糖检测。

空腹血糖是指在至少 8 小时未进食后的血糖水平。正常空腹血糖一般在 3.9 ～ 6.1mmol/L。如果空腹血糖 ≥ 7.0mmol/L，且伴有糖尿病症状，则可初步诊断为糖尿病。如果没有糖尿病症状，需要在另一天再次复查空腹血糖，若仍 ≥ 7.0mmol/L，也可确诊。空腹血糖检测简单方便，是临床上常用的糖尿病筛查和诊断方法之一，但它可能会漏诊一些以餐后血糖升高为主的糖尿病患者。

餐后血糖通常检测餐后 2 小时血糖。正常餐后 2 小时血糖应 <7.8mmol/L。如果餐后 2 小时血糖 ≥ 11.1mmol/L，且伴有糖尿病症状，可诊断为糖尿病；若无症状，则需复查确认。餐后血糖检测对于发现早期糖尿病以及评估糖尿病患者的血糖控制情况具有重要意义，因为一些患者空腹血糖可能正常，但餐后血糖明显升高，这类患者如果仅检测空腹血糖容易被忽视。

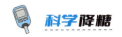

随机血糖是指在一天中任意时间测量的血糖，不考虑上次进餐时间。如果随机血糖≥11.1mmol/L，且伴有糖尿病症状，也可诊断为糖尿病。随机血糖检测在患者出现糖尿病急性症状（如糖尿病酮症酸中毒、高渗性昏迷等）时，有助于快速诊断糖尿病。

（二）OGTT

OGTT是一种较为准确的糖尿病诊断试验。试验前需空腹8～10小时，然后口服75g无水葡萄糖（溶于250～300mL水中），在服糖前及服糖后30分钟、1小时、2小时、3小时分别抽取静脉血检测血糖。如果空腹血糖≥7.0mmol/L，或服糖后2小时血糖≥11.1mmol/L，或服糖后30分钟～1小时血糖≥11.1mmol/L且2小时血糖≥7.8mmol/L，即可诊断为糖尿病。OGTT主要用于诊断空腹血糖受损、糖耐量减低以及糖尿病，对于血糖升高但尚未达到糖尿病诊断标准的人群，通过OGTT可以进一步明确其糖代谢状态。

（三）HbA$_{1c}$检测

HbA$_{1c}$是血红蛋白与葡萄糖结合的产物，能反映过去2～3个月的平均血糖水平。正常HbA$_{1c}$一般在4%～6%。如果HbA$_{1c}$≥6.5%，可作为糖尿病的诊断标准之一。但需要注意的是，HbA$_{1c}$检测受一些因素的影响，如贫血（尤其是缺铁性贫血和溶血性贫血）、血红蛋白病等。此外，在一些特殊情况下，如近期有大量失血、输血、妊娠等，HbA$_{1c}$也不能准确反映血糖水平，此时应结合血糖检测进行综合判断。

（四）其他检查

尿糖检测曾是糖尿病诊断的重要方法之一，但由于其准确性相对较低，目前已不作为糖尿病的主要诊断依据。

胰岛功能检查主要包括胰岛素释放试验和C肽释放试验，主要用来了解胰岛β细胞的分泌功能，以及确诊糖尿病类型。1型糖尿病患者的胰岛β细胞功能严重受损，胰岛素和C肽分泌明显减少；2型糖尿病患者在疾病早期可能表现为胰岛素分泌高峰延迟，后期随着病情进展，胰岛素分泌逐渐减少。

三、糖尿病的管理与治疗

正因为糖尿病是一种人类在进化过程中基因遗留的产物，而不是一种器质性病变，所以糖尿病的治疗绝不仅仅依赖药物与医疗手段，自我管理在其中占据着极为重要的地位，甚至可以说自我管理的效果大于治疗效果。

（一）饮食管理

合理的饮食结构能够直接影响血糖水平的波动。患者需要精确计算每日所需的热量摄入，根据自身的体重、年龄、活动量等因素，科学地分配碳水化合物、蛋白质与脂肪的比例。可适当增加全谷物、蔬菜、水果以及优质蛋白质的摄入，减少高糖、高脂肪、高盐食物的摄取，像燕麦、糙米等全谷物富含膳食纤维，消化吸收相对缓慢，有助于稳定餐后血糖，而精米、白面则应适量控制。水果的选择也有讲究，应优先选择升糖指数低的水果，如苹果、柚子等，并合理安排食用时间，避免餐后血糖急剧上升。饮食管理还需要注重规律进餐，避免暴饮暴食或过度节食，保持稳定的饮食节奏有助于维持身体正常的代谢功能。

（二）运动管理

适当的运动能够增强肌肉对胰岛素的敏感性，促进葡萄糖的摄取与利用，从而有效降低血糖。运动方式的选择应多样化且个体化，如散步、慢跑、游泳、太极拳等有氧运动，每周至少进行 150 分钟。对于一些身体状况较好的患者，也可适当加入力量训练。运动时间的选择也至关重要，一般建议在餐后 1～2 小时进行运动，此时血糖水平相对较高，运动可有效降低血糖且能减少低血糖的发生风险。需要注意的是，避免在空腹或胰岛素作用高峰时运动，同时随身携带含糖食品，以应对可能出现的低血糖情况。

（三）血糖自我监测

血糖监测是糖尿病自我管理的“眼睛”。患者应养成定期监测血糖的习惯，包括空腹血糖、餐后血糖以及睡前血糖等。通过准确地监测血糖，患者能够及时了解自身血糖的波动情况，从而调整饮食、运动以及药物治疗方案。例如，如果发现某餐进食后血糖升高异常，就应反思该餐的食物搭配或食量是否

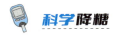

合理，进而在下次进餐时做出调整。同时，血糖监测数据也为医生提供了重要的参考依据，有助于医生制订更为精准的治疗方案。

（四）药物治疗

药物治疗虽然是糖尿病治疗的重要手段之一，但也离不开自我管理。患者需要严格遵医嘱按时、按量服用药物，切不可自行增减药量或停药。同时，要了解不同药物的作用机制、服用时间以及可能出现的不良反应。某些降糖药物需在餐前服用，而有些则在餐后服用。磺酰脲类药物可能会引起低血糖反应，患者在服用过程中应密切关注自身状况，及时调整药物。在使用胰岛素治疗时，患者更要掌握正确的注射方法、注射部位以及胰岛素的保存方法等。

（五）心理调适

长期患病往往会给患者带来巨大的心理压力，甚至产生焦虑、抑郁等不良情绪。这些负面情绪不仅可能影响患者的生活质量，还可能对血糖控制产生不利影响。患者应积极面对疾病，通过与家人、朋友交流，参加糖尿病患者互助小组，或者寻求专业的心理咨询师的帮助等方式，缓解心理压力，保持乐观、积极的心态。

糖尿病患者的自我管理大于治疗，只有患者积极主动地参与到疾病的管理过程中，将饮食、运动、血糖监测、药物治疗以及心理调适等多方面有机结合起来，形成一个系统的、可持续的自我管理模式，才能真正有效地控制血糖水平，预防糖尿病并发症的发生，提高生活质量，实现带病健康生活。医疗干预只是辅助手段，每一位糖尿病患者都应深刻认识到自我管理的重要性，并将自我管理融入日常生活的点点滴滴，这样才有可能扭转局势、转败为胜。